儿童青少年生活方式对近视影响的研究：

以身体活动、近距离行为、睡眠为例

王丽娟　齐静　主编

科学出版社
北京

内 容 简 介

本书聚焦我国儿童青少年日益严重的近视问题，探讨了儿童青少年近视的流行病学特征和发病机制，从身体活动、近距离行为和睡眠三个角度阐述了生活方式与身心健康的关系。本书还对身体活动、近距离行为、睡眠与儿童青少年近视的相关研究进行了归纳与总结，并以上海市为例，通过调查和测量等方法对身体活动和近距离行为与儿童青少年近视风险之间的关系进行了探索性研究。

本书适合在临床一线工作的儿童眼科医生及相关医务工作者阅读，同时也适合学校教师、学校医务室老师、眼镜行业从业人员、家长和近视的儿童及青少年阅读。

图书在版编目（CIP）数据

儿童青少年生活方式对近视影响的研究：以身体活动、近距离行为、睡眠为例／王丽娟，齐静主编. —北京：科学出版社，2021.3
ISBN 978-7-03-068378-6

Ⅰ．①儿… Ⅱ．①王… ②齐… Ⅲ．①青少年-生活方式-影响-近视-研究 Ⅳ．①R778.1

中国版本图书馆 CIP 数据核字（2021）第 046522 号

责任编辑：张佳仪／责任校对：谭宏宇
责任印制：黄晓鸣／封面设计：殷 靓

科 学 出 版 社 出版
北京东黄城根北街 16 号
邮政编码：100717
http://www.sciencep.com

南京文脉图文设计制作有限公司排版
江苏省句容市排印厂印刷
科学出版社发行 各地新华书店经销

*

2021 年 3 月第 一 版 开本：B5（720×1000）
2021 年 3 月第一次印刷 印张：9 3/4
字数：160 000
定价：98.00 元
（如有印装质量问题，我社负责调换）

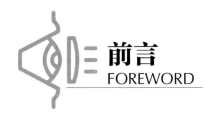

前言
FOREWORD

　　我国自改革开放以来，近视的患病率一路飙升，世界卫生组织的研究报告显示，我国儿童青少年近视率已居世界第一。2018年，国家卫生健康委员会（以下简称"国家卫生健康委"）同教育部、财政部组织开展全国儿童青少年近视调查，调查结果显示全国儿童青少年总体近视率为53.6%，近视发病形势严峻。2018年8月，习近平总书记对青少年近视问题做出重要指示，要求深化教育改革，拿出有效的综合治理方案，并加以落实。继而同月，教育部、国家卫生健康委等八部门印发《综合防控儿童青少年近视实施方案》。随后，教育部成立全国综合防控儿童青少年近视专家宣讲团，建立全国综合防控儿童青少年近视工作联席会议机制，截止到2019年11月，已有30个省份出台了省级近视防控方案，将防控儿童青少年近视上升为国家战略。

　　然而，近视的诱因尚未完全明确，一般认为是遗传因素、环境因素、生活（工作）方式综合作用的结果。在这三类因素中，遗传因素很难改变，环境因素如光照及户外因素的影响已有定论，生活（工作）方式的研究主要聚焦于身体活动、近距离行为和睡眠，然而这三者与儿童青少年近视的关系的探索还处于初级阶段，许多问题有待解答。例如，身体活动、近距离行为和睡眠是否会影响儿童青少年的视力？如何通过改变或调整这些生活方式来预防和控制儿童青少年近视的发生与发展？探索这些问题将对我国儿童青少年近视的进一步防控起到关键作用。

　　本书主要聚焦于我国儿童青少年近视日益严重的公共卫生问题，结合基础理论与实证研究，从儿童青少年健康生活方式的角度切入，系统并全面地阐述身体活动、近距离行为和睡眠对于儿童青少年近视的影响。本书分为两部分：基础篇与研究篇。基础篇对近视流行病学的特征、诊断方法，近视的发病机制进行了介绍，同时对于身体活动、近距离行为和睡眠三种生活方式的概念、特征、测量及与健康的关系进行了阐述。研究篇主要对身体活动、近距离行为、睡眠与儿童青少年近视关系的最新研究证据等进行评述，并运用 Meta 分析方法对这些研究结果进行量化地总结与梳理；在此基础上，以上海市为例通过调查和测量等方法对身体活动、近距离行为与上海市儿童青少年近视的关系进行探索性研究。

本书可促进学校教师、家长、学生深入了解不健康的生活方式对于视力的危害，从而引导儿童青少年形成健康生活模式，并为政府相关部门制订进一步防控儿童青少年近视的措施提供参考。

本书是在编写组认真讨论的基础上，由各位编者共同努力完成的。本书由王丽娟、齐静统稿，具体分工（按章节编写顺序）如下：周玉兰参与编写第一章，王炳南、陈欢、许建伟参与编写第二章，徐文红与李梦昕参与编写第三章，石艳与王丽静编写第四章，梁果和陈元参与编写第五章，王炳南编写第六章，孙建翠与王丽娟参与编写第七章，李春晓与王丽娟参与编写第八章，齐静和蔡金鹤参与编写第九章。

本书内容为上海市科学技术委员会科研计划项目（18080503300）的研究成果。

在编写过程中，我们参阅了大量国内外同类教材和专家学者的研究成果，在此特别说明，一并表示感谢！由于本书涉及知识范围广，且限于编者时间有限，书中若有不足之处，敬请读者批评指正。

王丽娟

2020 年 12 月 15 日

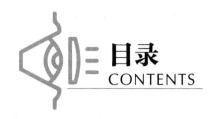

目录
CONTENTS

◎ 下篇　研究篇 ◎

第九章　对儿童青少年近视防控及研究的启示与建议

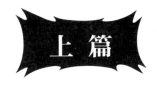

基础篇

近视的流行病学概述

第一节 | 近视的定义及临床表现

一、近视的定义

眼睛是视觉器官，是人体最重要的感觉器官，也是人体获得外界信息的重要窗口。人脑有90%以上的信息是通过眼睛来接收完成的，人体的视觉敏锐与否对个人的生活、学习和工作将产生不同的影响。

人眼看物体是一个复杂的生物、物理和化学过程，想要理解人眼看物体的原理，首先需要了解眼球的结构。眼球好比是一架照相机，略呈圆球形。就正常视力而言，其眼球前后径为 24 mm，水平径为 23.5 mm，垂直径为 23 mm。眼球由眼球壁和眼球内容物组成。眼球壁分为外、中、内三层（图 1-1）。

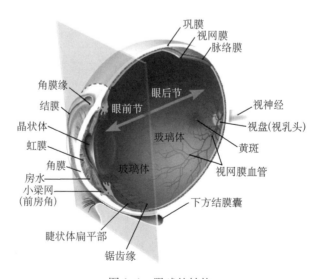

图 1-1　眼球的结构

引自：李建军，2016. 近视眼防控与防盲模式蓝皮书（2015）. 北京：人民军医出版社：7.

1. 外层　眼球壁外层为角膜和巩膜，角膜位于眼球最前面，俗称"黑眼珠"，相当于照相机的机身、外壳，是光线进入眼球的第一道关口。巩膜与角膜紧接，呈瓷白色，它能保护眼内组织，并维持眼球的正常形状。

2. 中层　从前向后包括虹膜、睫状体和脉络膜三部分。虹膜是我们透过角膜所看到的棕色膜，虹膜中央有一个黑色的圆孔（即瞳孔），它受瞳孔括约肌和开大肌的支配，能随光线的强弱而缩小或扩大，以调节进入眼球的光线，具有光圈的作用。睫状体前面与虹膜相连，它的主要作用为分泌房水、维持眼压、营养眼内结构，并通过肌肉组织（睫状肌）的收缩改变晶状体的屈光度，完成眼的调节，相当于使照相机镜头变焦的作用。脉络膜与睫状体后面相连，位于眼球后半部，由大大小小的血管构成，其内部富含色素，呈紫黑色，能遮盖从瞳孔外射来的光线，相当于照相机的暗箱，从而使视网膜上的成像清晰，同时供给视网膜营养。

3. 内层　为视网膜，由无数个视细胞组成。视网膜的中心有一个小凹陷，称为黄斑，其是视力最敏感的地方。视网膜相当于照相机的底片，外界物体所发出的光线进入眼内，必须落在黄斑这一点上才能产生清晰的物像，并通过一系列的光化学反应，形成神经冲动，沿视神经传导到大脑的视觉中枢而产生视觉。

眼球内容物即眼球内的组织，包括房水、晶状体和玻璃体。房水是一种充满角膜、虹膜、晶体与玻璃体之间空隙的透明液体，占眼球的前1/3空间，其主要功能是为邻近组织提供营养和维持眼压。晶状体位于瞳孔和虹膜后面，形状如凸透镜，富有弹性，能改变进入眼内光线的屈折力。玻璃体是无色透明的胶状体，充满晶状体后面的眼球腔内，占眼球的后2/3空间，它能透过光线，主要起支撑视网膜和维护眼压的作用。前房水、晶状体、玻璃体与角膜共同构成眼的镜头"屈光系统"，它们具有通过和屈折光线的作用，并将外界的图像聚焦在视网膜上。

了解了眼球的结构后，我们来进一步了解近视是如何形成的。当光线通过眼内时，眼内的屈光系统使光线屈折成焦点，以聚合在视网膜上，从而使人能看清物体，这种功能称为眼的屈折力。特别是在看近物时，眼必须增加屈折力，使近物也能聚合在视网膜上形成清晰的物像，这种作用称为眼的调节作用。眼的调节是依靠睫状肌的收缩和晶状体固有的弹性两个因素完成的。

1. 正视眼　眼睛在调节放松状态下，外界5 m以外的平行光线经过眼的屈光系统后，恰好落在视网膜黄斑中心凹聚焦，这种屈光状态称为正视眼（图1-2A）；在看近处物体时，图像聚焦于视网膜后（图1-2B）；通过眼的调节而增加晶状体的屈光力，使图像聚焦于视网膜上（图1-2C）。

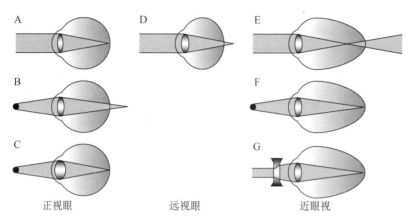

图1-2　正视眼、远视眼及近视眼的光学原理

2. 远视眼　眼轴较短或屈折力弱，调节静止状态下平行光线进入眼内后聚焦于视网膜后（图1-2D），从而造成视物不清楚。一般情况下，幼儿多半是远视眼，随年龄的增长，眼球调节功能增强，远视现象则逐渐减少。

3. 近视眼　眼睛在调节放松状态下，外界平行光线进入眼内后聚焦于视网膜感光细胞层之前，即远点移近的一种屈光状态（图1-2E）。光线到视网膜时散开，因此不能看清远处物体；在看近处的物体时，则可通过调节而使图像聚焦于视网膜上（图1-2F）。此外，佩戴使光线发散的凹透镜可矫正近视，从而使平行光线成像在视网膜上（图1-2G）。

二、近视的临床表现

近视的临床表现主要有视力减退、容易视疲劳。近视度数较高的人还经常伴有飞蚊症、闪光感、眼突等症状。近视可引发不同程度的眼底改变，如近视弧形斑、豹纹状眼底、黄斑部出血或形成新生血管膜，还可出现视物变形的症状。

1. 视力减退　近视眼最主要的症状是远视力减退，其减退程度随近视的轻重而异。如果是低度近视，对视力影响不大，患者往往感觉不到明显的视力障碍，这类患者中年以后老视现象也不明显。而且到老年时由于瞳孔收缩，挡住了视轴以外的远轴光线，反而可使原来视网膜上的模糊图像变得清晰。但近视度数较高，则会影响眼睛的远视力。高度近视对远视力的影响十分明显。如果眼底同时出现病变，则对视力的影响更加严重。

2. 视疲劳　近视眼看物体时眼的调节能力低于正常眼，但为了保持双眼的立体视觉，两眼的视轴要集合起来，即两个眼球必须向内旋转，使两眼同时看一个物体，这样就会产生过度调节，从而引起睫状肌的痉挛，即人为地增加近视的度数。另一较为常见的症状是集合向调节靠拢，即向较低的集合方向发展时会产生眼外肌的肌力不平衡，这种潜伏性的视觉干扰是引起视紧张和视疲劳的原因之一。此外，高度近视眼的远点和近点之间的距离很近，即调节范围很小。没有矫正的近视眼从事近距离行为时，即使被观察物体仅有轻微的距离变化，也可引起明显的视物不清。这类人员经常处于紧张的调节状态，从而易于引起视疲劳。

3. 飞蚊症　当眼球运动时，眼睛所能看到的范围出现一些黑斑点或线条，且其随着眼睛的转动而移动，这种现象称为飞蚊症。这种现象多见于中度以上近视眼，主要是由于玻璃体变性、液化、浑浊所形成的细微漂浮物投影在视网膜上而引起眼前黑影飘动的现象。另外，近视眼的眼轴较长，玻璃体内小的不透明物体在视网膜上的投影相对变大，所以更容易觉察出细微的漂浮物。飞蚊幻视的现象一般随年龄的增长而增多，当注意力分散，或对其适应和习惯后，飞蚊可不被察觉。若黑影突然增多或固定于一处、视野缺损并有闪光等其他异常表现时，应进行进一步的检查。

4. 闪光感　常见于病理性近视或是视网膜脱离的先兆。玻璃体是一种透明、无色、具有一定黏性和弹性的凝胶状物质。玻璃体与视网膜分开脱落过程中，会对视网膜造成一种牵拉力量，因而会产生闪光感。

5. 眼突　多见于高度近视患者。高度近视多属于轴性近视，由于眼轴过长，外观上表现为眼球较突出、前房较深、瞳孔大而反射较迟钝的状态。

6. 视物变形　常见于病理性近视眼或视网膜脱离等并发症。当病理性近视并发黄斑变性时，黄斑出血或黄斑裂孔，可出现视物变形的症状。

第二节 | 近视的流行特点

近视已成为全世界家喻户晓、人人关心的公共卫生问题。当代人类对健康与卫生的要求日益提高，世界卫生组织将"眼睛明亮，反应灵敏"列为十大健康标准之一，良好的视力是人体健康的主要内容与标准。然而，近视却是一个十分普遍的现象。以人群为基础的流行病学调查显示，尽管不同种族和地域的近视率存在较大差异，但其流行程度近年来普遍加重，尤其是在较富裕地区及东亚的工业化地区。近视在全世界范围内的流行有三大特点：分布广泛、数量庞大、增长快速。

一、分布广泛

近视广泛存在于世界各地，随着各国对外开放和世界范围人口的交往，原先近视极少的一些孤立落后的地区和人群，如南美洲和北美洲的印第安人、西印度群岛的波多黎各人及日本边远地方的一些部落，近年来的近视率也呈现明显高发的趋势。此外，近视的患病率在不同地区存在明显的差异。大量的流行病学调查显示，总体近视率最高的是亚太地区的高收入国家（53.4%），紧随其后的是东亚国家（51.6%）。各国的儿童青少年近视率也有较大差别。中国儿童青少年近视的患病率高于其他国家，欧洲儿童青少年近视率一般较亚洲低，且存在城乡差异。在印度、尼泊尔、中国等地区开展的研究显示，在农村环境中长大的儿童青少年近视率较低，如印度首都新德里 5~15 岁的总体近视率为 7.4%，而在印度安德拉省农村地区 7~15 岁的近视率只有 4.1%。在我国广州市 5 岁、10 岁和 15 岁少儿的近视率分别为 5.7%、30.1% 和 78.4%，而北京市顺义区农村 5 岁儿童的近视率几乎为 0，15 岁青少年的平均近视率为 45.9%。

二、数量庞大

近视现象十分普遍，美国眼科学会在 1989 年估计全世界有近 1/4 的人患有近视，如按照这一比例计算，目前全世界总人口中患有近视的人至少超过 10 亿。一直以来，各个国家报道的近视率数值差异很大，一般估计为 10%~40%，平均患病率在 30% 左右。据 20 世纪末的报道资料显示，3~6 岁的近视率为 1%~3%，7~12 岁为 20%，13~15 岁为 30%，16~18 岁为 40%，18 岁以上为 50%。2000 年以来的研究结果显示，澳大利亚 15~18 岁近视率为 37.0%，美国 20 岁近视率为 33.1%，法国 14 岁以上人群的近视率超过 15%，俄罗斯及东欧地区的近视率也为 10%~35%，美国 44~45 岁近视率为 49.0%，非洲国家的近视率也逐年上升，巴基斯坦 30 岁以上近视率为 36.5%。

亚洲是近视多发地区。日本的近视率一直居高不下，近年来呈增加趋势，一些地区的近视率甚至超过 60%，其中 40 岁以上近视率为 41.8%。印度 40 岁以上近视率为 34.6%，据新加坡统计数据，40 岁以上近视率为 38.7%，而 17~19 岁近视率远高于成年人，达到 82.2%。我国近视率居世界前列，2016 年北京大学中国健康发展研究中心的《国民视觉健康报告》显示，我国的近视人口达 4.5 亿。2020 年，国家卫生健康委员会公布全民眼健康数据，目前我国近视人数已经超过 6 亿，接近全国总人数的一半，15 岁近视率达 73.1%（表 1-1）。

表 1-1 国际期刊上刊载的全球部分地区近视率

作者（年份）	国家或地区	年龄（岁）	近视定义	近视率（%）
Swada（2007）	日本	40+	SE<-0.50D	41.8
Gupta（2008）	缅甸	40+	SE<-1.00D	42.7
Krishnaish（2009）	印度	40+	SE<-0.50D	34.6
Wong（2000）	新加坡	40+	SE<-0.50D	38.7
Rahi（2011）	英国	44~45	SE<-0.75D	49.0
Shah（2008）	巴基斯坦	30+	SE<-0.50D	36.5
Saw（2002）	印度尼西亚	21+	SE<-0.50D	48.1

（续表）

作者（年份）	国家或地区	年龄（岁）	近视定义	近视率（%）
Vitale（2008）	美国	20+	SE<−0.50D	33.1
He（2004）	中国	15	SE≤−0.50D	73.1
Wu（2001）	新加坡	17~19	SE≤−0.50D	82.2
Rose（2003）	澳大利亚	15~18	SE≤−0.50D	37.0

资料来源：李建军，2016. 近视眼防控与防盲模式蓝皮书（2015）. 北京：人民军医出版社：25−26.

三、增长快速

世界卫生组织于 2019 年 10 月发布的第一份《世界视力报告》指出，到 2030 年，估计全球患有近视的人数将达到 33.61 亿（图 1-3）。

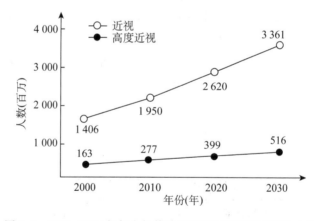

图 1-3　2000~2030 年每十年估计患有近视和高度近视的人数

近视率在不同的国家也呈现增加的趋势，如 1981 年前后两个时期的美国，18~44 岁成年人近视人数增加了 26%~35%。苏联在第二次世界大战后的近视率比战前多了 1 倍。冰岛近视率由 1939 年的 3.6% 增至 1975 年的 20.4%。十几年前因纽特人近视率仅有 1%，而现在已增至 10%，最高达 17%~18%。日本从 1919 年起近视率迅速升高，近 20 年更是增加了约 3 倍。在东亚国家，预计未来近视的快速增长趋势将更加明显（表 1-2）。

表 1-2　预计不同地区 2000~2050 年每十年近视率增长情况

地区	预计每十年的近视率（%）					
	2000 年	2010 年	2020 年	2030 年	2040 年	2050 年
安第斯山拉丁美洲	15.2	20.5	28.1	36.2	44.0	50.7
亚太高收入地区	46.1	48.8	53.4	58.0	62.5	66.4
澳大利亚	19.7	27.3	36.0	43.8	50.2	55.1
加勒比海地区	15.7	21.0	29.0	37.4	45.0	51.7
非洲中部	5.1	7.0	9.8	14.1	20.4	27.9
亚洲中部	11.2	17.0	24.3	32.9	41.1	47.4
欧洲中部	20.5	27.1	34.6	41.8	48.9	54.1
拉丁美洲中部	22.1	27.3	34.2	41.6	48.9	54.1
非洲东部	3.2	4.9	8.4	12.3	17.1	22.7
亚洲东部	38.8	47.0	51.6	56.9	61.4	65.3
欧洲东部	18.0	25.0	32.2	38.9	45.9	50.4
非洲北部和中东	14.6	23.3	30.5	38.8	46.3	52.2
北美洲高收入地区	28.3	34.5	42.1	48.5	54.0	58.4
大洋洲	5.0	6.7	9.1	12.5	17.4	23.8
南亚	14.4	20.2	28.6	38.0	46.2	53.0
东南亚	33.8	39.3	46.1	52.4	57.6	62.0
非洲南部	5.1	8.0	12.1	17.5	23.2	30.2
拉丁美洲南部	15.6	22.9	32.4	40.7	47.7	53.4
热带拉丁美洲	14.5	20.1	27.7	35.9	43.9	50.7
非洲西部	5.2	7.0	9.6	13.6	19.7	26.8
欧洲西部	21.9	28.5	36.7	44.5	51.0	56.2

　　我国教育部组织的学生体质与健康调研提供了较为客观的儿童青少年近视率数据。2000 年在全国 31 个省（自治区、直辖市）抽取 1 947 所学校的 348 768 名 7~22 岁学生进行测试，体质检查结果显示，小学生的近视率为 20.23%，初中生的近视率为 48.18%，高中生的近视率为 71.29%，大学生的

近视率为 73.01%。与 1995 年相比，虽然小学、初中及大学学生的近视率趋于稳定，有些年龄段（如 10~14 岁）的近视率出现下降，但 16~18 岁高中学生的近视率则从 66.80% 上升到 71.29%。2014 年的全国学生体质与健康调研在 31 个省（自治区、直辖市）抽取 1 137 所学校的 347 294 名 7~22 岁大、中、小学生进行调查，结果显示，学生视力不良检出率持续上升，并出现低龄化倾向，小学、初中、高中、大学学生的近视率分别为 45.71%、74.36%、83.28%、86.36%，都比 2010 年有所上升。另外，城市学生视力不良检出率增长放缓，农村学生增长加快。表 1-3 为 2000~2014 年全国学生体质与健康调研的数据，可以看出，我国青少年学生视力不良呈现持续上升的态势，且视力不良低龄化趋势明显。

表 1-3　2000~2014 年全国学生体质与健康调研数据中视力不良检出率

年份	省区市数量	检测人数	视力不良检出率（%）				
			小学生	初中生	高中生	大学生	平均
2000	31	348 768	20.23	48.18	71.29	73.01	53.18
2002	14	176 844	26.96	53.43	72.80	77.95	57.79
2004	16	182 964	32.50	59.40	77.30	80.00	62.30
2005	31	383 216	31.67	58.07	76.02	82.68	62.11
2010	31	348 495	40.89	67.33	79.20	84.72	68.04
2014	31	347 294	45.71	74.36	83.28	86.36	72.43

第三节 ▎近视的分类

　　对于近视分类的问题，目前还未能规范统一，除了由于近视本身的复杂多样，还因为近视的发病机制不明，对近视的性质、分类的认识及动机上也存在很多差异。近视分类的一个重要条件是诊断方法要正确、标准。只有依据客观方法测定的静态屈光才可能准确诊断是否为屈光异常（尤其是对未成年人）。视力检查和主觉验光结果仅可用以诊断近视状态或近视现象。近视分类亦应遵循疾病分类学的基本原则，做到确切、全面、简明、实用。分类是否合理对于正确了解近视性质、深入探讨近视的病因机制及选用有效的防治方法至关重要。

一、按生理病理分类

1. 单纯性近视　又称一般性近视。眼球从幼儿时期开始发育长大，到20岁左右基本稳定。若眼球在学龄期间发育过度则眼的总屈光力（角膜加晶体的屈光力）与眼轴的相互关系失调，以致后焦点落于视网膜之前而形成近视。此种情况每个屈光间质屈光力的值都在常态分布曲线范围之内，眼球的解剖和生理功能均正常，故称为单纯性近视。这种近视眼的度数都在-6.00D（屈光度）内，用适量负镜片即可将远视力矫正至正常。

2. 病理性近视　20岁以后眼睛仍在发育，眼底组织随着眼轴不断增长而发生的病理性变性称为病理性近视。具体特点为：①视功能异常，矫正视力不能达到1.0，光敏感度低，暗适应不良，视野改变和电生理效应异常。②中年以后常会发生并发症，如容易发生视网膜脱离和青光眼，高度近视中有25%的人会出现眼压增高。白内障的发生率也较高，通常是正常眼患白内障概率的2倍。③眼轴随年龄增长而延长，伴有后巩膜葡萄肿，是发生眼底改变的基本因素。视功能降低和并发症两者同时存在是病理性近视的指征（表1-4）。

表1-4　单纯性近视与病理性近视区分要点

要点	单纯性近视	病理性近视
别名	青少年发育期近视眼	病理性近视、高度近视
发展	较慢	快
程度	低中度	多为中高度
家族史	多无	多有
视力	远视力降低，近视力佳	远视力明显降低
矫正视力	矫正好	较差
视功能	多正常	多异常
眼轴	轻度延长	明显延长
眼底	轻度弧形斑及豹纹	特异性变性病变
并发症	少	多

二、按屈光成分分类

1. 轴性近视　眼各屈光介质的屈折力与正常视力相同，均属于正常。但是，身体发育过程中眼球过度发育，加上不良的用眼、卫生习惯，导致眼球的眼轴加长（一般超过 24 mm）。因此，光线射入眼内时只能聚焦于视网膜前面而造成近视（图 1-4）。

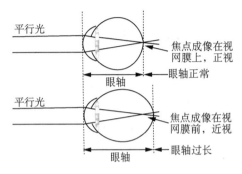

图 1-4　轴性近视

2. 屈光近视　眼轴正常，但眼内各屈光介质的屈光指数过高或屈光介质表面弯曲度过强，从而导致光线射入眼内只能结成焦点于视网膜前面，包括弯曲度性近视（是由角膜或晶体表面弯曲度过强所致）和指数性近视（是由屈光介质的屈光指数过高引起）（图 1-5）。

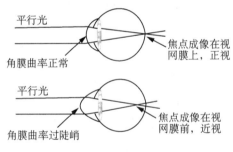

图 1-5　屈光近视

三、按发病时间分类

1. 先天性近视　是指从出生到 6 岁所显示的近视，其发病率一般在学龄前不会增加，因此认为是在出生后就有的。先天性近视是小儿眼科中一种重要的疾病，其特点包括：①先天性近视的发病率与性别无关；②初次检查的年龄是 2 个月到 6 岁；③眼底有病理性改变；④近视程度平均为 -8.0D 等。

2. 后天性近视　是指 6 岁以后发生的近视，是青少年发生最多的一种近视。对人群做屈光状况的统计分析发现，后天性近视的发生率近似常态曲线。

表 1-5 是先天性近视与后天性近视区分的要点。

表 1-5　先天性近视与后天性近视区分要点

要点	先天性近视	后天性近视
病因	遗传、营养	有因可循
发展	较慢	可快可慢
病变特征	特异性	多样
视力	多样	多样，变化大
矫正视力	较难矫正，仅对症	能治能矫正，可对因

四、按近视程度分类

按近视程度分类可以分为轻度近视、中度近视、高度近视和重度近视。成年人和青少年屈光度界限的具体划分方法有所不同（表 1-6）。

表 1-6　近视程度分类方法

群体	轻度近视	中度近视	高度近视	重度近视
青少年	<2.00D	2.00~4.00D	4.00~6.00D	>6.00D
成年人	<3.00D	3.00~6.00D	6.00~10.00D	>10.00D

注：青少年指男性<18 岁，女性<16 岁。

五、按有无调节分类

根据中华医学会眼屈光学组制定的方案，远视力低于 1.0、近视力等于 1.0 者，用阿托品液滴眼后，根据其屈光变化将近视分为以下 3 类（表 1-7）。

1. 真性近视　是指近视状态在使用阿托品散瞳后近视度数不降低或降低度数不超过 0.50D。这类近视主要是由器质性因素、眼轴延长造成的，与调节无明显关系。通常见于年龄较大、发病时间较长或屈光度较高者。

2. 假性近视　远视力低于 1.0 的患者，使用阿托品散瞳后近视度数消失，呈现正常视力或远视。这种近视多是由调节过强或调节痉挛引起的一时性近视，一旦调节松弛，近视也随即消失。假性近视多见于年龄较小、发病时间较短或屈光度较低者。

3. 混合性近视　又称为中间性近视、半真性近视，是指使用阿托品散瞳后，患者的近视屈光度降低，但还不能全部消失的一种情况。这类近视既有调节因素，也有器质因素。调节松弛后减少了屈光度是调节紧张的结果，余下的屈光度则是器质性因素的结果。这种近视在中学生中尤为多见，是我们主要的防治对象。

表1-7　真性近视、假性近视与混合性近视区分要点

要点	真性近视	假性近视	混合性近视
调节松弛后	近视度数不变	近视消失，呈正视或远视	近视降低但未消失
发病机制	器质性改变	调节紧张	调节紧张与器质性改变
年龄	较大	较小	—
发病时间	较长	较短	介于真性、假性近视之间
屈光度	较高	较低，通常在-2D以下	—
配镜	可配镜	不应配镜	不应超过调节松弛后的度数

第四节 | 近视的检查方法、诊断标准与危害

一、近视的检查方法

近视的检查方法很多，可以酌情选择不同的检查方法。各种方法要求正确、科学、标准和统一。通过检查可以掌握近视发生和发展的规律、表现特征和变化趋势，分析发病机制，选择防治方法，并客观评估效果。

1. 视力检查　是近视临床与研究工作最重要、最基本的指标，主要是测定视网膜黄褐斑中心视神经细胞的功能。通过简便的检查可以初步判断眼的功能是否正常，其对诊断疾病有重要的价值。但必须掌握正确的视力检查方法才能得到真正的视力数值。

（1）远视力检查：国内目前通用的是国际标准视力表，正常视力为 1.0。检查时光线要充足，最好用人工照明。被检查者站在视力表前 5 m 距离处（如房间小，可在距离视力表 2.5 m 处放一个平面镜，被检查者坐在视力表下方，看镜子里放映出的字母）先遮盖一只眼，然后换另一只眼，由上而下辨认字母开口的方向，直至不能辨认为止，其前一行即为被检查者的视力。

（2）近视力检查：是用来测定近距离阅读能力的。检查时照明必须充足，但要避免反光。在标准距离（即通常的阅读距离）30~33 cm 处能阅读第 10 行者，其视力为 1.0，即为正常的近视力。如果近视力在 1.0 以下，被检者可以随意变动近视力表与眼睛之间的距离，由上而下依次阅读，直到能辨认最小符号为止。

远视力和近视力的测定结果可为判断被检者的基本屈光状态提供有用的依据，特别是对近视眼的诊断更为重要。

2. 外眼检查　是指眼科医生借助手电筒等光源对外部眼睛的观察检查，是最基本的眼科检查方法之一。其过程应按由外到内、由前到后、由右到左的顺序有步骤地进行，包括眼睑、泪器、结膜、角膜、前房、虹膜、瞳孔、晶体检查等。

3. 眼底检查　不管是哪种类型的近视，眼底检查都是必要的。眼底检查能够判断近视的轻重及是否为假性近视。眼底检查包括检查眼睛后部的玻璃体、视网膜、视神经乳头和脉络膜。临床上采用直接法和彻照法。直接法是采用放大 15 倍的眼底镜做正像检查。直接式眼底镜的光源设置于仪器内，光源由反射镜投射照明被检查者眼内，医生通过眼底镜的圆洞进行观察。眼底检查最好在暗室进行，通常不必扩瞳。如需要详细检查，则可以采用阿托品或去氧肾上腺素扩大瞳孔检查。而对眼底透明组织的检查通常采用彻照法，利用眼底反射出来的光线作为背景，观察玻璃体、晶状体及前房、角膜等透明组织中的混浊。低度近视一般不会有眼底改变，而中、高度近视的眼底可见近视弧形斑、豹纹状眼底、黄斑变性和出血等一些变性改变及并发症。此为诊断单纯性近视和病理性近视的重要依据。

4. 屈光检查　是研究近视的最基本内容，方法、种类很多，其中最主要的是验光。广义的屈光检查是指对眼屈光中起作用的每一结构成分的特性进行测定，主要包括主觉验光法和他觉验光法两种。主觉验光法是根据患者的主观感觉，测量其达到正常视力的屈光度数，通过插片法、云雾法等估计被检验者的远视度数。此方法不能区别真、假近视。他觉验光法则是在暗室内，通过麻痹睫状肌的方式迅速准确查出屈光性质和度数，适用于一切屈光不正的人，可排除假性近视。

二、近视的诊断标准

近视眼十分普遍，表现也很典型，故较容易识别。但仅根据视力低常不能对近视进行定性诊断。确诊近视不能只看近视现象，还要依据眼静止时的屈光性质与程度划分近视眼的类别。根据询问病史和检查，可以按照以下几点对近视进行分析和诊断。

1. 视力诊断 所有远视力低于正常（<1.0 或对数视力表<5.0）、近视力正常（≥1.0）者均可诊断为近视，或称近视现象。此外，有近视现象者，其眼轴>24 mm 或眼底镜下呈现典型近视性眼底征象时，也可诊断为近视眼。但是，在日常防治工作中，不能普遍与及时采取睫状肌麻痹下检影的方法，在远视力不良、近视力正常或较好，用凸透镜不能使被检者眼远视力增进，而改用凹透视镜视力明显改善或恢复正常者，也诊断为近视。

2. 屈光诊断 在眼内睫状肌麻痹、放松调节的情况下，医生用反光镜观察被检者瞳孔内光影的移动，以判定其屈光的性质与度数。这种客观验光法可以明确真、假近视或混合性近视。如果调节麻痹下视网膜检影为近视屈光（最低屈光度至少为≥-0.25D）者，则被诊断为近视。

近视诊断的主要依据指标为远视力及屈光状态。然而，视力与屈光本身较为复杂，影响因素很多，而且两者之间的关系也不能简单理解。由于按现行的常规方法所测结果只是一种主觉功能，即所谓的"视力表视力"，其常受主客观因素的影响，以此作为定量指标，特别是被用来评论屈光状态时必须十分小心。

三、近视的危害

近视者由于视物不清会直接影响日常的生活和学习，还包括升学、参军、就业和特长的发挥等。此外，近视还可造成一定生理和心理上的危害。

1. 生理危害 包括个人的身体健康、眼组织等方面。近视后一般会佩戴眼镜，然而在从事体育活动时常常担心眼镜掉落和摔坏而不能尽情锻炼。这样日积月累，往往使其对体育运动不感兴趣而喜欢在室内（如教室或家中）

活动，从而不但会加深近视的发展，也会因为缺乏锻炼而影响身体的健康。近视这类疾病在一定年龄段发展形成后没有有效的治愈方法，并且近视多累及双眼。长期的眼疲劳会使眼胀、眼痛、眼眶四周不适或酸痛，严重的可有头晕、恶心、流泪等感觉，有的还可出现眼前闪光、失眠及肠胃消化不良等生理性反应。高度近视所导致的眼组织过早衰老可以引起多种并发症，如近视性黄斑病变、视网膜脱离、正常眼压性开角型青光眼等。此外，高度近视还可导致视力丧失。以高度近视的常见并发症黄斑病为例，随着全球近视率的快速增长，预计到 2050 年，近视性黄斑病变的致盲人数会大幅度增加。2000 年近视性黄斑病变致盲的有 130 万人，占世界人口的 0.02%，预计到 2050 年近视性黄斑病变致盲的人数将会增加到 1 850 万，约占世界人口的 0.19%。

2. **心理危害**　近视还会引起患者心理上的变化。近视者可表现为对周围环境不关心的状态。患者由于担心近视会不断加深，终日惶惶不安。有些高度近视者由于视觉空间的缩小而限制自我的生活范围，性格趋于内向。因脑部接收的信息 90% 以上是通过眼部接收，远视力不好会导致很多信息接收不到，长期如此会影响个人对环境的感知和思维。青少年时期过早的近视可能使其在同龄人中变得"与众不同"，面对同学的好奇或嘲笑，很多内心脆弱的孩子会产生自卑甚至对其心理造成严重影响。

第一节 | 儿童青少年近视病因

近视实际上是一类视觉现象的通俗简明的诊断名称，是多种原因的共同表现。根据光学原理，近视眼相当于眼调节静止时，平行光进入眼内后聚焦于视网膜感觉细胞层之前，远点移近，为屈光力眼球轴长的一种屈光不正。任何因素造成光线在视网膜前聚焦，如眼球前后轴延长或眼球曲折力过大，均可形成近视。可致近视的因素包括眼球所有屈光成分，如角膜、房水、晶状体、玻璃体等，当其结构正常且相互合理搭配，可维持人眼的正常屈光状态，而当其中任一成分改变，均可引起近视。

本书所讲的儿童青少年近视指的是轴性近视，即由于眼轴延长，物像焦点落在视网膜之前而出现的近视。轴性近视主要与轴长及玻璃体腔大小有关，与前房、晶状体及角膜的关系不大。眼轴伸长是近视发生和发展的基础，眼球过度伸长可引起眼组织的高度分化，以致血管膜及视网膜变性，眼球的变化有一生理限度，超过此限度就转变为病理过程。

20 世纪流行病学研究和动物实验显示，研究者一般认为儿童青少年近视的发生与遗传和环境均有关系。已知的环境因素主要有身体活动/户外活动、近距离行为和睡眠等，遗传方式为多基因遗传，即每组基因作用均为微效、等效和相加。

一、遗传因素

近视在不同种族中发生率明显不同，世界上黄种人近视发病率最高，白种人中等，而黑种人、因纽特人近视率很低，这显示了近视的遗传性。另外，眼轴长度、前房深度和角膜曲率是由遗传因素决定的，这说明遗传因素在眼球形态和近视的发生发展中发挥作用，因此，一般研究认为，遗传因素是近视发生的基础，近视有明显的家族聚集现象。

双生子研究是人类遗传学中一种可靠而有效的方法，常用于研究遗传和环境因素对某一性状表达效应的比较，双生子个体间生活环境大体相同，因此，根据同卵双生子和异卵双生子对某一性状的一致性比较或不一致性的差异，可做出遗传和环境因素对这一性状相对效应的估计。有研究发现，同卵双生子的近视一致率明显高于异卵双生子的近视一致率，经过计算得出的近视遗传指数为60%~65%，即在决定单纯性近视发生与否的个体差异中，遗传与环境约各起一半作用，遗传作用略大于环境作用。双亲近视的儿童，其近视率明显高于单亲近视的儿童，父母双方都不近视的儿童近视率最低，Zadnik等于1994年的研究认为，当父母双方均近视时，孩子患病的可能性为40%，当父母中有一方近视时，孩子患病的可能性为20%~25%，当父母均无近视时，孩子患病的可能性为10%。

近视的遗传机制十分复杂，至今还没有任何一个家系清晰地表现出孟德尔单基因遗传模式，从发生状况和家系表现来看，它更可能是由于多个基因相互作用，从而决定是否发生近视及严重程度。目前，有关近视基因的研究主要还在高度近视方面。迄今已报道了5个高度近视的基因位点，分别为*MYP1*基因定位于Xq28，*MYP2*基因定位于18q11.31，*MYP3*基因定位于12q21→q23，*MYP4*基因定位于7q36，*MYP5*基因定位于17q21→q22。Stambolian等开始寻找与轻、中度近视相关的易感基因，目前已经确定与轻、中度近视相关的基因只有一个，即*MYP6*，其可能定位于22q12。尽管遗传是高度近视的决定性影响因素，但轻度和中度近视，依然是遗传和环境因素共同作用的结果，而其中环境因素比遗传因素更为重要。

近年来，随着基因组学研究和基因芯片技术的发展，全基因组关联研究（genome-wide association study，GWAS）成为研究近视遗传易感基因的主要手段。目前已进行的近视GWAS有两种，一种是高度近视的病例-对照研究，另一种是以等效球镜屈光度数（spherical equivalent）作为量化指标，基于人群的大样本量的研究，已发现许多基因和位点与近视的发生有关。其中，Verhoeven等的CREAM研究和Kiefer等的研究在近视遗传研究领域具有里程碑式的意义。Verhoeven等的研究对象来自国际多中心研究机构的32个研究，共计纳入37 382例欧洲患者和8 376例亚洲患者，研究发现了24个新的屈光不正的相关基因座。Kiefer等的研究对象来自遗传公司23andMe的客户群，收集了45 771例欧洲患者，不仅验证了以往GWAS报道的*RASGRF1*和*GJD2*

基因，还报道了 20 个新的近视相关基因座。这两项研究都汇集了大量的样本，显示有大量遗传易感区域是相互重叠的。随后，Simpson 等对 9 个研究机构的欧洲人群 GWAS 结果进行固定效应 Meta 分析，证实了 23andMe 研究中的 10 个近视易感基因。Yoshikawa 等对 CREAM 研究结果在日本人群中进行的验证试验显示，15 个近视和屈光不正易感基因可以被复制。

二、环境因素

环境因素是指后天发育过程中由于环境不同而产生的个体差异。有证据表明，遗传和环境因素在近视的发病中共同发挥作用。对儿童青少年近视影响较大的环境因素有身体活动、户外活动、近距离行为、睡眠和饮食等。

1. 身体活动、户外活动　　随着社会经济的快速发展和生活方式的改变，儿童青少年的身体活动和户外活动逐渐减少，而静态行为却逐渐增多。李培红等通过 2014 年体育健身活动和体质状况抽查结果发现，我国儿童青少年身体活动水平总量满足"每天 60 min 中等到大强度身体活动水平，且每周达到 3 次及以上 1 h 大强度体育锻炼"的人数百分比仅为 8.9%。张加林等调查了上海市 6 万余名儿童青少年身体活动水平后得出结论，每天参加 60 min 以上中高强度身体活动的儿童青少年比例仅为 18.4%。Lin 等调查研究发现，邯郸儿童青少年每日户外活动时间为 2.9 ± 1.4 h。Sun 等调查研究发现，青岛 11 岁学生每日户外活动时间为 2.28 ± 1.21 h，而 15 岁学生每日户外活动时间仅为 1.42 ± 0.96 h。

以往研究表明，身体活动/户外运动时间不足等与近视关系密切。杨东玲等研究发现，中等到高强度身体活动达 1 h 是避免学生近视的降低因素，每天中等到高强度身体活动达 1 h 的学生，其患近视的风险小于每天中等到高强度身体活动不足 1 h 的学生。O'Donoghue 等调查显示，规律的身体活动和低近视率相关（OR = 0.46，P = 0.027）。2008 年，丹麦一项为期 2 年的前瞻性队列研究结果显示，身体活动对学生近视的发生和发展有保护作用。Rose 等研究认为，户外活动是儿童青少年避免近视的重要降低因素。然而，越来越多的研究表明，保护作用可能是由于"户外时间"的增加，而不是"身体活动"本身引起的。2012 年，英国一项大样本的前瞻性队列研究同时检验了身体活动和户外时间与学生近视的关系。结果表明，身体活动和户外活动均与学生近视相关，但是户外活动对学生近视的保护作用更大，因而研究者认为身体活动对学生近视的保护作用，主要是通过增加户外时间实现的。国内研究人员也系统论述了青少年户外活动与近视的关联，并提出通过干预近视源性环境和走到户外、亲近阳光来预防近视可能才是最经济有效的。

因此，儿童青少年近视防控需要政府、学校、家庭和学生共同参与，政府要健全防控近视规章制度，推行素质教育，为学生营造良好的身体活动氛围；学校要优化课程设置，落实"阳光体育"，保证学生在校足量的身体活动时间；家长要转变"唯成绩论"的教育观念，形成家校合力，鼓励和支持孩子课余身体活动行为；学生要提高对近视严重性的认识，合理分配时间，积极参与多种多样的户外活动。

2. 近距离行为　为距离较近的活动，包括工作时的姿势、距离、时长和周围环境等因素，近距离活动主要包括阅读、学习、使用电脑、玩电子游戏、看电视、绘画等。自 20 世纪中叶以来，世界各地尤其是东亚地区近视率剧增，也就在同一时期，国家、社会和家庭开始越来越重视儿童青少年教育，导致近距离行为时间越来越长。因此，有研究就认为，近距离行为是影响儿童青少年近视的重要因素。与儿童青少年近视近距离行为相关的主要因素为近距离行为的时间、类型、距离和工作环境等。

近距离行为时间与儿童青少年的关系最为密切，相关的研究也最多，Hsu 等的调查研究显示，与少于 2 h 的工作时间相比，每天超过 2 h 工作时间发生近视的概率增加 1.5 倍。另外，不同类型的近距离行为对儿童青少年近视可能会有不同的影响。吕萍等的调查研究发现，中小学生使用电脑的时间与近视发生率有明显的相关性，儿童青少年使用电脑时间越长，发生近视的概率就越高。Guo 等的调查证明，在室内学习时间更长的儿童患近视的可能性要增加 38%。Tideman 等的研究则发现，看电视时间的长短与儿童青少年近视的患病率并无相关关系。近距离行为与儿童青少年近视的关系还可能与近距离行为的距离、姿势及光线有关。陈浩等的研究显示，观看距离小于 30 cm 的儿童青少年近视发生率是观看距离超过 30 cm 的 2.5 倍。何鲜桂等的研究发现，读写时姿势正确、阅读环境良好、照明充足的儿童青少年近视的发生率较低，而胸桌距离、眼书距离及手笔尖距离不良的儿童青少年近视率较高。

因此，我国儿童青少年近视率逐年升高，但在尚不能从根本病因上治愈近视的背景下，社会、学校和家长要着重从近距离行为方面来预防儿童青少年近视，要合理安排近距离行为时间，保持适度的近距离行为距离，养成良好的读写、视屏距离，积极防控儿童青少年近视（图 2-1）。

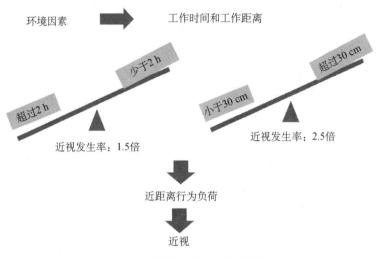

图 2-1　近距离行为对近视的影响

3. 睡眠　人类身体中，控制睡眠和调节眼球生长发育的生理机制有多处重合。例如，视网膜分泌的多巴胺是眼球生长的重要调节因子，而同时，多巴胺可以控制褪黑素的合成和释放，而夜间褪黑素分泌的昼夜节律直接决定了睡眠的质量。因此，儿童青少年睡眠质量与近视之间存在着千丝万缕的联系。

国内研究也对儿童青少年睡眠与近视情况进行了评估，多数研究认为，睡眠时间不足是儿童青少年近视发病的重要因素之一。Gong 等在北京的研究结果显示，每日睡眠时间不足 7 h 的儿童青少年近视率远远高于每日睡眠时间多于 9 h 儿童青少年的近视率。Jee 等在韩国的调查发现，视力正常儿童青少年每日睡眠时间为 7.4 h，而中、高度近视儿童青少年每日睡眠时间甚至少于 7 h，每天每增加 1 h 睡眠时间，屈光度增加 0.1D，睡眠时间多于 9 h 比睡眠时间不足 5 h 儿童青少年患近视的概率低 41%。但同时也有调查研究显示，儿童青少年近视率与睡眠障碍也有关。Ayaki 等于 2016 年调查日本儿童青少年睡眠质量情况的研究结果发现，近视屈光度越高，睡眠质量越差。高度近视儿童青少年比视力正常儿童青少年就寝时间晚 74 min，而睡眠时长也少近 1 h。这种睡眠习惯持续数年的话，会严重影响儿童青少年的身体健康，尤其是眼部健康。Zhou 等的调查研究也显示，近视儿童就寝障碍比视力正常儿童更高。正常的昼夜节律对人类眼睛发育有重要作用，睡眠紊乱可能会干扰中断控制眼球正视化生长过程的调节机制，从而导致屈光不正。

光线对调节睡眠和昼夜节律非常重要，光/暗周期信号刺激光敏感视网膜神经节，通过视神经将信号传递到视交叉上核（母生物钟），接着将信号传入下丘脑的室旁核，然后通过多突触途径到达松果体并产生褪黑素，从而使体内褪黑素水平呈昼夜性节律变化。褪黑素通过激活 MT1 和 MT2 受体来调节睡眠和昼夜节律，同时，褪黑素可明显增加脑内 γ-氨基丁酸的含量，γ-氨基丁酸的含量对睡眠觉醒周期的调节具有极其重要的作用。儿童青少年入睡前在灯光下学习、看电视、看手机等时，暗光的光线信号会刺激视交叉上核（母生物钟），从而抑制褪黑素的分泌，产生睡眠障碍，与睡眠时间不足共同引起外周生物钟（包括视网膜生物钟）紊乱，进而影响视网膜昼夜节律，而视网膜昼夜节律是调节眼球屈光发育信号机制的中心，视网膜神经递质反应与视网膜生物钟相互作用后控制眼球生长和眼球大小的日节律，从而调节眼球的屈光发育。因此，睡眠时间不足和睡眠障碍可能是儿童青少年近视的危险因素（图 2-2、图 2-3）。

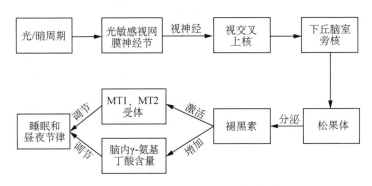

图 2-2　光/暗周期影响睡眠和昼夜节律原理

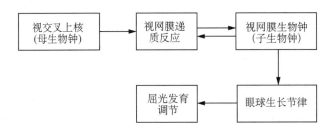

图 2-3　眼球生长和屈光发育调节原理

睡眠时间不足和睡眠障碍不仅可能会影响儿童青少年屈光正常，还会影响全身尤其是大脑的发育，严重时甚至可导致大脑永久性损伤，使学习、记忆能力下降。因此，社会、家长和学生个人都要重视睡眠问题，保证夜间充足高质量的睡眠，遏制儿童青少年近视高发的态势。

4. 饮食　视力健康和正常发育，离不开营养物质，如微量元素（钙、铬）、维生素（维生素 A、维生素 D）、无机盐、脂肪及蛋白质等的支持。如果缺少某种营养物质或饮食影响相关物质的吸收，均有可能引起一系列疾病，对视力发育造成一定影响。

高糖饮食可能与儿童青少年近视的形成有关，过多吃糖会诱发近视眼。这是因为，过量糖的摄入会使眼球壁弹性降低，眼轴容易伸长。同时，血糖升高还会改变血液的酸度，影响钙的吸收，使身体内的钙缺失。临床研究结果表明，与不喜欢牛乳的儿童相比，喜欢牛乳的儿童发生视力不良的概率更低。营养不良及缺乏维生素的儿童青少年近视率也较高，研究表明，营养不良的婴幼儿可过早地出现正视化，从而发展为近视，还有研究认为，蛋白质是构成人体组织细胞的主要成分，体内蛋白质含量不足可使巩膜组织脆弱扩张而使眼球轴拉长，维生素 A 能维持视网膜的正常功能，缺乏维生素 A 会影响视觉功能，使视力下降。维生素 D 能维持钙的正常代谢。缺乏维生素 A、维生素 D 可影响机体对钙与铬的吸收，钙为巩膜组织的主要成分，若缺乏则会影响巩膜的牢固与弹性从而使巩膜发生扩张。铬参与糖的代谢，若代谢紊乱则可影响眼的调节功能。因此，要保证孩子有一个健康视力，家长要合理搭配孩子膳食，让孩子少吃甜食、多喝牛奶、不挑食、多吃粗粮，让眼睛的视线更辽阔，孩子的视力才能得到更好的发育。

5. 照明　视觉活动离不开光，因此，人眼与光线的关系十分密切。普遍认为，近视眼的发生和发展与光线明显相关。提供合理、良好的照明是预防视疲劳与防治儿童青少年近视发生和发展的基本条件。不良光线环境（包括自然光与人工采光）可能严重影响儿童青少年视力。

光照可能导致维生素 D 和视网膜多巴胺含量的增加。多巴胺作为视网膜上光调节释放的神经递质，可提高日间视网膜功能，多巴胺不仅是参与视网膜各层神经元之间视觉信息传递的神经递质，也能调控视网膜发育，其本身的合成和分解也受到光照影响。研究发现形觉剥夺性近视可使局部视网膜成像质量改变，从而使脉络膜变薄和巩膜伸长，而多巴胺系统可能参与了这一过程。在形觉剥夺性近视诱导期间，视网膜多巴胺及其代谢产物二羟基苯乙酸的含量明显降低，在恢复期这些指标又会升高到正常水平，其变化规律与形觉剥夺性近视转归程度高度一致，同时还发现在多种动物模型的实验中，多巴胺受体激动剂阿扑吗啡可抑制近视发展。

对学生而言，学习的主要场所是教室和家庭，部分教室和家庭存在采光不足或照明不良的情况。学校采光照明十分重要，在不良的光线下看书写字会辨字不清，势必会缩短眼与书本的距离，增加眼的调节，引起视疲劳，从而增加用眼负担。

因此，保证良好的光照环境是预防儿童青少年近视非常重要的因素。首先，保证儿童青少年每天有足够的户外活动，接受足够长时间的户外光照。其次，在教室或家庭室内学习时，要选用光照条件好的教室和房间供儿童青少年使用，遇到光线不足或阴雨天时，要及时开灯，并且保证有充足的光通量。光源选择上，不要迷信商家关于护眼灯的宣传，应尽可能选择白炽灯。商家宣传的所谓护眼灯能预防近视眼的说法并没有科学的依据，反而一些LED灯会伤害到孩子的眼睛，而白炽灯光线柔和、均匀，使眼睛感觉舒适，有利于长时间灯下作业。此外，桌椅的高矮也应引起重视，让孩子看书、写字时眼睛离书本的距离保持在 33 cm 左右。因此，在给孩子创造良好学习条件时，应以照明度符合科学要求为首位，应首先保证良好的光通量，美观则次之。

第二节 | 儿童青少年近视发病机制

近视研究的核心是探讨发病机制，只有在明确病因的基础上，才能从根本上解决儿童青少年近视问题。近年来，通过大量临床实践及动物实验，我们在对儿童青少年近视发病机制的认识上，有了长足的进展，但迄今，多数仍停留在学说阶段，主要是对现象的描述与分析，多种设想与推测均有待进一步科学论证。当前关于近视的发病机制的学说主要有调节学说、形觉剥夺学说、离焦学说等。

一、调节学说

调节是人眼的一种特殊功能，人眼可以通过改变眼的屈光状态，使远处物体发出的平行光线和近处物体发出的分散光线进入眼内形成的主焦点正好落在视网膜上，从而保证了清晰的成像。早在 1855 年，Helmholtz 就提出了调节学说，他认为睫状肌安静时，晶状体悬韧带处于紧张状态，其一端与睫状肌相连，另一端与晶状体囊膜相连，使晶状体维持一定的张力。当眼视近时，睫状肌收缩，晶状体悬韧带松弛，张力放松，晶状体因固有弹性而变凸，屈光力增加。但进行长时间阅读、书写等近距离行为时，眼长时间处于调节与辐辏状态，睫状肌持续性收缩而痉挛，从而出现暂时性的远视力下降。调节学说认为，睫状肌紧张收缩，使脉络膜被牵拉大大延长，血容量随之下降，而抵御睫状肌压力、被过分牵拉的脉络膜不能恢复到原来状态，血容量继续减少，渐失去固有弹性及缓冲功能，继发营养不良和萎缩。随之缺少弹性的巩膜也开始变性，眼球后极延长。

调节学说认为，为了看清物体，用睫状肌麻痹剂后远视力可以改善或恢复。然而，现代动物实验几乎完全推翻了调节学说。如果说调节是近视形成的原因，那么切断调节反射就应能阻止近视的发生。而在动物实验中，切断年幼动物的睫状神经或移去睫状神经节细胞或损伤缩瞳核（位于正中核的外侧，是动眼神经核的组成部分之一），阻断调节反射通路，进行诱发近视实验，动物依然发生近视。可见，调节的阻断不能阻止近视的发生，说明调节不是近视形成中的关键因素。同时研究发现，阿托品等调节麻痹药物不是通过缓解睫状肌紧张，放松调节发挥作用的，而是通过非调节机制调整巩膜生长实现的。因为实验发现，近视眼的调节并不像以往认为的那样调节过度，而是调节相对低下和迟滞。由此认为，调节不是产生近视的直接原因，可能是借助其他机制参与近视形成的危险因素之一。

二、形觉剥夺学说

通过严重破坏动物的形觉，使实验动物视网膜上不能获得清晰成像所引起的近视称为形觉剥夺性近视，由此产生的理论称为形觉剥夺学说。在早期的近视发病机制研究中，遗传和环境理论一直争论不休，直到 20 世纪

70 年代 Wiesel 和 Raviola 在视觉基础研究中发现，如果动物的视网膜上不能获得清晰的图像，眼轴便会延长，导致近视，由此提出了形觉剥夺学说。国内外许多学者通过大量的动物模型实验证实，用不同透明度的遮挡物以及多种形觉剥夺方法如眼罩遮盖、眼睑缝合、人工角膜混浊、角膜接触镜法遮挡于动物眼前，可诱发近视，并且遮挡物透明度越差，产生的近视程度越深。

　　长时间近距离阅读本身就是特殊的形觉剥夺，阅读时只有视网膜黄斑中心凹的部位能够获得充分的视觉刺激，使黄斑获得清晰的视觉影像信息。周边部视网膜缺乏足够的刺激而得不到清晰的高分辨率影像，这无异于遮盖周边视野，使周边视野发生相对形觉剥夺。而且使用的调节作用越强，周边视野的分辨率越低，周边玻璃体腔越长，巩膜越扩张，轴性近视越重。在此过程中，调节作用只是参与近视的形成过程，而不是近视形成的原因，真正起作用的是视觉信息对视网膜的刺激，即视网膜的视觉信息。

　　视网膜内层功能变化与形觉剥夺有极其密切的关系，局部视网膜控制局部眼球生长导致局部近视的形成。1988 年，Wildsoet 等向新生小鸡单眼玻璃体腔内注射红藻氨酸（视网膜上的神经递质，它具有不可逆的神经毒性，小剂量时对小鸡的视网膜具有细胞选择性，大剂量则可导致更广泛的视网膜细胞死亡），结果发现，注药侧眼球前节生长受到抑制而后节则明显增大，表现为角膜变平、角膜直径较小、眼球的前后径和赤道径明显增大。由此说明，视网膜参与眼球生长发育的调节。在形觉剥夺性近视形成及异常眼球增长中多巴胺起了重要作用。1989 年，Stone 等将小鸡眼睑缝合后每日结膜下注射阿扑吗啡（多巴胺受体激动剂），结果抑制了眼轴增长，但赤道径的增长未被阻止。1991 年，Luvone 等给猴戴上不透明角膜接触镜后局部点涂 1% 阿扑吗啡，结果抑制了眼轴的增长和近视的发生。1993 年，Rohrer 等在研究阿扑吗啡治疗形觉剥夺性近视时发现，阿扑吗啡是作用到视网膜或色素上皮上的 D_2 受体。这一系列研究推论，多巴胺可能通过调节 RPE 的生物调节因子的释放来控制眼球生长，但将阿扑吗啡与多巴胺受体抑制剂氟哌啶醇合用时则对剥夺眼无明显作用。氟哌啶醇本身也可抑制剥夺眼的眼轴延长。这说明视网膜上的多巴胺本身可能也并非调节眼球生长的最终因素，而是参与了一系列将视觉活动与生后的眼球生长相联系的复杂过程。多巴胺系统与生后眼球生长调节过程存在相互联系（图 2-4）。

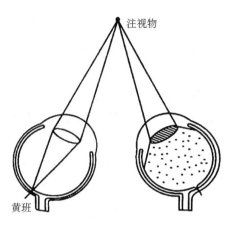

图 2-4　形觉剥夺性近视发病机制示意图

三、离焦学说

通过强迫动物视近或戴负球镜片使物体聚焦于视网膜后方，从而引起调节和眼轴延长导致的近视称为离焦性近视，由此产生的理论称为离焦学说。1984 年，Nathan 等发现，给幼年猫佩戴负球镜可导致其眼轴延长，从而形成近视，Nathan 等由此提出了离焦学说。近 20 年来，国外国内许多学者实验显示，给发育中的小鸡戴上凹透镜，使小鸡眼成像平面移到视网膜后，就会产生离焦现象（后离焦），小鸡眼轴就会变长，直至视网膜平面与离焦像平面重合。相反，给小鸡戴上凸透镜，使像平面前移（前离焦），小鸡的眼轴就会变短，从而形成远视。这一实验结果说明，眼球的生长是一个主动的过程，而这一过程是在视觉信息的反馈作用下完成的。

异常的视觉环境对近视有促发作用。当人眼存在屈光不正时，物像不能准确地落在视网膜上，从而将影响眼球的生长速度，进而补偿光学效应的不足，使眼球轴长与焦距相适应，物像准确成像在视网膜上。视物模糊、正或负透镜效应都能使眼的视觉经验发生改变，为了适应这些变化，提高视觉质量，大脑会产生信号，或促进眼球的生长进而导致近视的发生，或产生信号以减缓眼球的生长。视觉系统主要是通过"模糊信号"来指引眼球的生长进而代偿近视或远视状态。"模糊信号"引起的眼球生长状态的改变可能是随机的，但是如果代偿性的眼球生长反而引起视物模糊加重，那么眼球的代偿生长方向将会进行调整，这便是视网膜远视离焦加速眼球伸长，而近视性离焦延缓眼球增长速度的原因。眼球发育过程中，视网膜周边离焦状态可以控制眼球的生长进而影响眼的屈光状态：远视离焦促进轴性近视的发生，近视离焦促进轴性远视的发生。Smith 等发现，视网膜接收视觉信号后，通过局部选择性整合机制影响近视的发生：正透镜形成眼的全视野近视性离焦会使眼发生代偿性远视；而人为造成鼻侧视野近视性离焦会使鼻侧视野发生代偿性远视。远视眼和正视眼表现为视网膜周边屈光度相对近视。Hartwig 等认为，高度近视眼往往表现为周边视网膜的远视性离焦，降低远视性光学离焦可以降低眼轴增长速度，从而延缓近视进展（图 2-5）。

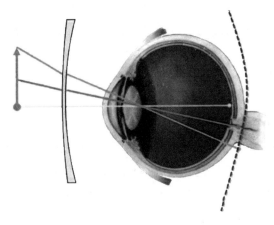

图 2-5 远视离焦示意图

第三节 | 儿童青少年近视的矫正

儿童青少年的近视发展，除了带来一系列的社会问题和经济负担外，还可能由于高度近视引起视网膜病变而造成不可逆性致盲眼病，对个体及社会影响极大。因此，如何预防和控制儿童青少年近视的发生和发展，从而降低高度近视性视网膜病变发生率是目前急需解决的问题。目前，临床上针对近视的成熟矫正方法有佩戴框架眼镜、佩戴隐形眼镜和进行屈光手术。成熟的矫正技术可以帮助我们改善已经受损的视力，但是矫正技术毕竟不是万能的，我们在日常生活中，还需要掌握一定的预防措施和护眼方法，形成良好的用眼习惯，防患于未然。

一、框架眼镜

目前在矫正屈光不正中，佩戴框架眼镜是最常采用的方法。眼镜最早出现于1289年的意大利佛罗伦萨，到16世纪眼镜制造技术又进行了改进，出现了用跟鼻梁宽窄适合的镜桥联接在一起的眼镜，后来又出现了夹鼻眼镜，然后才出现了用眼镜脚挂到耳朵上的眼镜。世界上最早的这样一副眼镜是埃尔格雷科在16世纪末制成的。虽然近年隐形眼镜及激光矫正手术越来越普及，但眼镜仍然是最普遍的矫正视力工具。本节就框架眼镜矫正近视原理、框架眼镜结构及应用等方面进行阐述。

1. 框架眼镜矫正近视原理　近视患者在调节放松状态下，平行光线经眼球屈光系统后聚焦在视网膜之前，会出现视物模糊的状态。框架眼镜的光学矫正原理是通过凹透镜发散入眼光线，使像距拉长，这样光线进入眼屈光系统后正好聚焦在视网膜上，达到清晰成像的效果。如图2-6所示，眼镜是通过对成像光路的改变，从而实现成像清晰的目标的，而眼镜的佩戴并没有改变佩戴者晶状体的厚度。

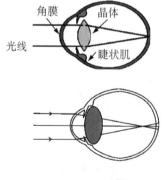

正常：光线汇聚于视网膜上

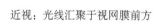

近视：光线汇聚于视网膜前方

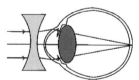

凹透镜矫正后：光线汇聚于视网膜上

图2-6　框架眼镜矫正近视原理

2. 框架眼镜结构及应用

（1）框架眼镜结构：一副框架眼镜通常由镜框、镜片、鼻托、桩头和镜腿等主要部分构成（图2-7）。材质主要有金属（铜合金、镍合金和贵金属）、塑料或树脂（硝酸纤维、醋酸纤维、丙酸纤维、丁基酸、环氧树脂、聚酰胺等）、天然材料等，款式分为全框、半框、无框、组合架及折叠

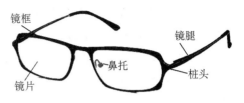

图 2-7　框架眼镜构成

架。其中，用来制作框架眼镜的金属材料有铜合金、镍合金和贵金属等。一般用来制造眼镜架的非金属材料主要采用合成树脂，后者可分为热塑性和热固性树脂两大类。用于框架眼镜的聚酰胺材料的耐热性、耐冲击性、耐磨性优良，色彩鲜艳，具有高度的还原性，强度大，不易破裂，适合用于制作运动及儿童镜架。

框架眼镜发展至今，其作用不仅在于视力的矫正，也注重佩戴过程中的舒适、安全、美观。因此，随着技术的不断进步，眼镜重量越来越轻，眼镜片从玻璃镜片发展到广泛使用的树脂镜片及其他新型材料合成镜片等，框架眼镜的镜片材质主要有下面各类型。

1）玻璃镜片：最早使用的镜片材质，其主要原料是光学玻璃。根据镜片材料中添加的元素可将玻璃镜片分为白托（白片）与克罗克赛镜片（红片），玻璃镜片中没有颜色的镜片称光学白托（白片），有色片中的粉红片称克罗克赛镜片（红片）。克罗克赛镜片能吸收紫外线、对强光略有吸收作用。玻璃镜片的优点：①其表面硬度高，具有比其他材质的镜片更耐刮的特性，不容易划花；②光学性能好，透光率和机械化学性能都比较好，有恒定的折射率、理化性能稳定。玻璃镜片的缺点：①质量较大，材质不够轻从而增加了眼镜本身重量；②易碎。

2）树脂镜片：树脂来自植物，特别是松柏类植物的烃（碳氢化合物）类分泌物。它因为特殊的化学结构和可以作为乳胶漆和胶剂使用而被重视。树脂镜片的优点：①质量轻，佩戴更舒适；②抗冲击能力强，不易碎，更安全；③透光性好，在可见光区，树脂镜片透光率接近玻璃，在红外光区，其透光率比玻璃稍高；④能满足非球面镜片的制作的特殊需要。树脂镜片的缺点：①不耐磨损；②导热性差；③树脂镜片表面硬度比玻璃低，较易变形也容易被硬物划伤，所以需要经加硬处理，因此佩戴者需要注意镜片的保养。

3）PC 镜片：又称为太空片，PC 是一种环保型工程塑料，比重为每立方厘米仅 2 g，是目前用于镜片最轻的材料。PC 镜片成分为聚碳酸酯，热塑性材质，可将其理解为强化版树脂镜片。PC 镜片的优点：①PC 镜片强度较大甚至是防弹级别的，所以 PC 镜片耐摔打，更不易破损；②PC 镜片重量比普通树脂镜片轻 30%左右，比玻璃镜片轻 50%左右；③PC 镜片可以有效防止紫外线对眼睛的伤害。PC 镜片的缺点：①加工麻烦；②色散控制不够理想；③价格较高。

4）AC 镜片：也是树脂制成的镜片，其主要成分是聚甲基丙烯酸甲酯（PMMA）（俗称有机玻璃），是迄今合成透明材料中质地最优异、价格又比较适宜的品种。AC 镜片和 PC 镜片都是树脂镜片，只是它们的制作工艺不同，相对 PC 镜片来说，AC 镜片较为柔软。AC 镜片优点：①PMMA 在破碎时不易产生尖锐的碎片；②在光学性能上，PMMA 是目前最优良的高分子透明材料，可见光透过率达到 92%，比玻璃的透光度高，在照射紫外光的状况下，与聚碳酸酯相比，PMMA 具有更佳的稳定性；③AC 镜片质量轻盈，着色性能好，可被制成不同颜色的镜片；④AC 镜片抗雾性佳。AC 镜片的缺点：①光学性能不稳定；②且生产成本较高。

5）偏光镜片：是只允许某一特定偏振方向的光穿过的镜片。它由于有滤光作用，戴上它看东西不刺眼，特别适合户外运动时使用。偏光镜片的优点：可滤除诸多不规则光干扰，避免眩目、刺目等现象的发生。偏光镜片的缺点：镜片本身的弧度不能呈光学标准屈光状态，从而削弱了偏光效果，影响影像真实性，且耐用性差。

6）尼龙镜片：材料是透明聚酰胺。其由于特殊的物理性质，这种镜片材质发明之初是作为宇航服面罩、军警防爆及精密仪器的材料。尼龙镜片的优点：①弹性非常高，可用于制成不同形状的眼镜；②有优良的光学品质；③抗冲击性能强。尼龙镜片的缺点：①耐磨度较玻璃差；②生产成本高。

（2）框架眼镜矫正应用：框架眼镜用以屈光矫正时主要可分为单焦点框架眼镜、双光框架眼镜、多焦点渐进框架腿镜。

1）单焦点框架眼镜：也就是单焦点镜片制成的框架眼镜，是指一个焦点的镜片（即一个镜片上只有一个光度）。我国儿童青少年目前最主要的近视矫正方法便是佩戴单焦点框架眼镜。佩戴单焦点框架眼镜的目的是矫正屈光不正，并非控制近视进展，因此近视矫正进展较慢。

2）双光框架眼镜：也就是双焦点框架眼镜（图 2-8），也就是将镜片一分为二，上下两片焦距不同的透镜合起来组成新镜片，其原理是镜片上会有2个焦点，大半圆的中心是第1个焦点，作为看远物体用（6 m或更远距离的眺望等）；小半圆的中心是第2个焦点，作为看近物体用（距离30 cm的近距离行为、学习等）。双光框架眼镜的优点：双光框架眼镜可使近视患者分别通过不同的屈光度将远近物体清晰成像于视网膜上，并能减少调节滞后，对儿童青少年的近视进展有一定延缓作用。双光框架眼镜的缺点：视物时视野较小，且用于中间距离（0.3~6 m）时视觉效果较差，会产生物象跳跃现象，无法放松调节。

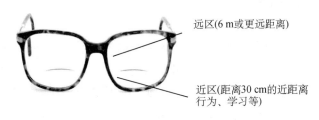

远区(6 m或更远距离)

近区(距离30 cm的近距离行为、学习等)

图 2-8　双光框架眼镜

3）多焦点渐进眼镜片：是指一个镜片同时具有多个焦点（图2-9）。多焦点渐进框架眼镜在镜片上设计了两个不同度数的上下光区，下光区比上光区减少1.50D，在同一只镜片的远光区和近光区之间，以屈光度循序渐进的变化方式，从远用度数逐步到近用度数将远光区和近光区有机地连在一起，因此在一只镜片上可同时拥有看远距、中等距及近距所需的不同光度，从而控制佩戴者近视发展速度。多焦点渐进眼镜可以像双光框架眼镜那样来控制调节，但又具有更多的优点，度数从上往下逐渐平缓过渡，因此不会有跳跃现象。同时，其可以减少视疲劳，且镜片外形较双光框架眼镜的镜片美观，更受青少年近视患者的青睐。

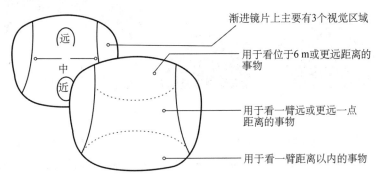

渐进镜片上主要有3个视觉区域

用于看位于6 m或更远距离的事物

用于看一臂远或更远一点距离的事物

用于看一臂距离以内的事物

远

中

近

图 2-9　多焦点渐进框架眼镜

3. 框架眼镜矫正的优缺点　眼科、眼视光领域一致认为，佩戴框架眼镜矫正方法是最安全、最有效的。框架眼镜还有诸多优点，如框架眼镜的验配和使用相对简单。但框架眼镜也存在一些弊端，如存在顶点距离，镜片光轴与视轴间的夹角在一定程度上可能影响其矫正效果。而且框架眼镜使佩戴者视野缩小。运动时也不方便，尤其对于剧烈运动近视患者，框架眼镜可能会刮伤眼睛。

二、角膜接触镜

角膜是眼睛最外层的结构，主要起到屈光的作用，占眼球总屈光力的70%，是眼睛里最重要、最精密的屈光结构。把镜片直接戴在眼睛里的想法，早在 1508 年就被达·芬奇提出了。目前，隐形眼镜主要用于单眼无晶状体、高度近视和不规则散光等眼病，以纠正屈光不正和增进视力。据美国食品药品监督管理局的数据，目前佩戴隐形眼镜的人中，有 82% 佩戴的是软性隐形眼镜。在 21 世纪的今天，隐形眼镜的美观功能愈加凸现，各类美瞳、彩色隐形眼镜相继出现。本节就角膜接触镜的矫正原理、类型、适用人群、佩戴等方面进行阐述。

1. 角膜接触镜分类　角膜接触镜（contact lens，CL）是直接贴附在角膜的泪液层上，与人眼生理相容，达到视力矫正的目的眼镜。角膜接触镜（图 2-10）也就是隐形眼镜，根据镜面软硬程度分为软性角膜接触镜和硬性角膜接触镜。

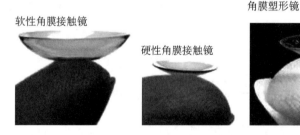

图 2-10　角膜接触镜外观图

（1）软性角膜接触镜（soft corneal contact lens）：由聚甲基丙烯酸羟乙酯（PHEMA）、甲基丙烯酸-2-羟基乙酯（HEMA）混合材料（以 HEMA 为基质，加入其他辅料的亲水性软镜材料）、非 HEME 材料（不含有 HEME 成分的亲水性软镜材料）这 3 种材料组成。软性角膜接触镜是我国目前矫正近视主要使用的角膜接触镜，其主要佩戴方式是传统型或频繁更换型，软性角膜接触镜含水量大、直径大，佩戴时贴附好，较舒适，适应性强，新的进展是其正在向日抛型和长戴型发展。有研究发现，相较于佩戴单焦点软性角膜接触镜（SVCL）的青少年患者，佩戴双焦点软性角膜接触镜（DISCL）的青少年患者的近视发展得更为缓慢。软性角膜接触镜适用于以下人群：①高度近视、远视者；②屈光参差大于 2.50D 者；③眼球震颤者；④无晶状体眼者；⑤白化病或无虹膜者（年龄小者，从安全性考虑，建议佩戴日抛型软性角膜接触镜，无晶状体眼者建议佩戴频繁更换式硅水凝胶软性角膜接触镜或高透氧的硬性透气性角膜接触镜）。

（2）硬性角膜接触镜（hard corneal contact lens）：在发达国家中使用普遍，是眼科临床上公认的最健康的视力矫正选择，在我国也已有较好的发展势头。

1）硬性角膜接触镜材质及优点：硬性角膜接触镜的材质为硅氧烷甲基丙烯酸酯（SMA）、氟硅丙烯酸酯（FSA）及氟多聚体（FA）。相较于框架眼镜及软性角膜接触镜，硬性角膜接触镜具有透氧性好、面积小、镜下泪液交换、佩戴更舒适等优点，可用于矫正高度近视、角膜性大散光。相较于框架眼镜，硬性角膜接触镜能更有效地矫正周边远视性离焦，有助于延缓近视发展。硬性角膜接触镜所含的硅、氟等聚合物，能够大大增加氧气的通过量，与软性隐形眼镜相比，其既提高了透氧性，又保证材料的牢固性，并且具有良好的湿润性和抗沉淀性。

2）硬性角膜接触镜适用于以下人群：希望利用硬性角膜接触镜来控制近视不断加深的青少年近视患者；高度屈光不正者；需要长时间戴镜片（佩戴过夜）的患者；所有因佩戴软镜导致各种并发症而不适应再佩戴软镜者；大于 2.5D 以上角膜散光患者；圆锥角膜患者；因各种屈光性角膜手术、角膜移植术、角膜病（如角膜外伤、角膜炎、遗传性角膜病）而导致角膜不规则的散光者；无晶体眼的屈光矫正。

3）硬性角膜接触镜禁忌证：有以下情况的患者需要由医生判断是否适合佩戴硬性角膜接触镜，如角膜疾病者；关节炎患者；眼球突出精神烦躁者；上睑下垂严重者；角膜缘或附近有隆起区域者（如翼状胬肉或结膜黄斑）；不规则散光或散光度数大于 300° 的患者，250° 左右需要经专业医生检查后才能确定者；有严重的干眼症者；有眼部手术史的患者。

（3）角膜塑形镜（OK镜）：是角膜接触镜者中的一种特殊分类。角膜塑形镜起源于美国，历经50年的发展，已在全球34个国家得到应用。角膜塑形镜是采用一种特殊逆几何形态设计的角膜塑形镜片，其内表面由多个弧段组成。角膜塑形镜是通过一种特殊的设计，让患者戴到眼球上，通过镜片和角膜中间的泪液作用，让角膜改变形状，所以只需要晚上佩戴，早上起来以后摘掉，近视者大部分情况下裸眼视力可以恢复正常。所以，角膜塑形镜是被用来控制近视非常有效的一种手段，但是它的作用主要是控制近视，而不是治疗近视，提高白天裸眼视力作用也是暂时性的。在戴塑形镜期间，白天的裸眼视力都非常好，但是假如停戴塑形镜20天或者1个月之后，眼睛或者角膜由于自然的生物力学作用，就会反弹回原来的生理状态，也就是说角膜塑形镜不改变角膜正常生理结构和生理状态，停戴之后，角膜可以恢复到正常。同时，因为它是一种特殊的隐形眼镜，所以在临床使用中一定会不可避免地发生角膜问题和产生并发症。所以，角膜塑形镜的验配，一定要在正规医疗机构进行验配。

2. 角膜接触镜矫正原理　与框架眼镜的矫正原理一致，都是将焦点精准地移到视网膜上，以提供更好的视力。随着材质的不断改进，角膜接触镜也已成为矫正屈光不正的一种可靠手段。

在角膜接触镜的选择上，需要在医院检查并记录参数后根据佩戴者的要求、动机、屈光度和个人特征选择镜片，根据佩戴者的屈光特征及眼部状况选择硬性角膜接触镜或者软性角膜接触镜，根据佩戴者的个人特征选择镜片的参数。角膜接触镜佩戴在人眼上，因此即处于眼的泪液等组成的微环境中，该环境中各种各样的物质都会与角膜接触镜发生一定的接触。泪液中的蛋白质、脂质和代谢下来的细胞碎片都容易沉淀在角膜接触镜的表面，因此佩戴者要注意角膜接触镜的清洁。

3. 眼部佩戴参数的测量

（1）角膜曲率计：是用于测量眼球角膜前表面即中心约3 mm区域的各条子午线的弯曲度，即曲率半径及曲率，从而可以确定角膜有无散光及其散光度和轴向。在选择镜片基弧时，以镜片的基弧等于或略大于角膜前表面的主子午线的曲率半径为准则，可通过公式（即：两条相互垂直的主子午线的曲率半径之和/2×1.1）得出角膜曲率（BC）。

（2）角膜直径测量：通常测量水平可见虹膜横径（HVID），再将其加

2 mm 作为软镜直径的参考。

（3）屈光状态检查：验光师角膜接触镜验配时，如果患者散光程度比较低，且满足球镜比例，可以选择普通球形软镜；如果患者散光主要是角膜散光，且角膜散光在 3.00D 以下，应首选硬性角膜接触镜；如果患者散光比较大，可以选择环曲面软镜。

（4）确定角膜接触镜的度数：等效球镜度数计算或顶点距离换算公式为 $D' = D/(1-dD)$。

（5）隐形眼镜的临床选择：根据佩戴者的要求、动机、屈光度和个人特征选择镜片，根据佩戴者的屈光特征及眼部状况选择软镜或者硬镜，硬镜矫正角膜散光效果好，对于眼干的佩戴者来说，硬镜是最佳选择；根据佩戴者的个人特征选择镜片的参数。

4. 角膜接触镜的优缺点

（1）角膜接触镜优点：角膜接触镜在所有注视方向均能保持光学矫正性能，减少双眼视网膜像差，从而保持更好的双眼视力，使用安全、方便、美观等。具体有以下几点：①影像真实，隐形眼镜对物象的放大或缩小的作用明显高于框架眼镜，尤其是高度屈光不正者，也就是说戴隐形眼镜看到的物象接近真实。②视野清楚，框架眼镜能遮挡部分视野，高度凹凸透镜周边会起到三棱镜作用。③舒适，消除了框架眼镜对鼻梁的压力感、耳郭的摩擦感、镜架过敏等。④方便，尤其对于演员、运动员来说，他们不用担心眼镜摔碎。当气温急剧变化时会出现雾气，下雨天佩戴隐形眼镜镜片不会被水淋湿。⑤美观。⑥屈光参差大的近视患者很难用框架眼镜来矫正，尤其是单眼高度屈光不正者。

（2）隐形眼镜的缺点：隐形眼镜贴附在角膜上，在使用过程中时会出现种种问题，其问题大致有以下几种。①初次佩戴、护理不清洁、眼病等都会出现异物感，甚至佩戴过程中容易出现过敏、感染等现象。②验配不当或使用不当可能会引起角膜损伤。③眼干、眼眵多的人不适合佩戴角膜接触镜。④环境不良、风沙及在工作室内有挥发性酸碱物、油烟多的、灰尘多的地方工作的人不适合佩戴角膜接触镜。⑤每天需要摘换，并用护理液浸泡，比较麻烦。

三、屈光手术

屈光手术目前是眼科、眼视光领域非常热门的一种手术，根据手术部位可以分为角膜屈光手术和眼内屈光手术。其中，应用最为广泛的应当是近视眼的角膜屈光手术和白内障的人工晶体植入。

1. 不同手术适用人群

（1）角膜屈光手术

1）受术者年龄应在 18 岁以上，60 岁以下。因为 18 岁以下眼睛尚处在发育阶段，屈光度还会发生变化；60 岁以上患者可以在做白内障手术的同时用人工晶体矫正屈光不正。

2）屈光度数稳定在 2 年以上，尽量排除进行性近视。

3）矫正视力 0.8 以上，无其他眼病及眼科手术史。

4）身心健康，无影响伤口愈合的全身病。

5）患者自愿接受治疗并能配合。

6）戴角膜接触镜者需要脱镜 2 周以上再进行检查。

（2）晶体手术

1）中高度及超高度近视/远视患者，年龄在 22~40 周岁。

2）屈光度数稳定一年以上者（每年屈光度改变 0.5D）。

3）各种原因不适合佩戴框架眼镜、不适应隐形眼镜、矫正视力良好者。

4）没有其他严重的眼部疾病如高眼压、青光眼、葡萄膜炎史的患者。

5）没有眼科手术史，尤其是没做过角膜屈光手术者。

6）角膜厚度有限，近视激光手术难以兼顾保留安全的角膜厚度和足够大的切削面积。

（3）巩膜手术

1）深度近视（成人>-6.0D，儿童>-4.0D），眼球后巩膜葡萄肿者。

2）病理性近视，眼底存在视网膜脉络膜退行性变者。

3）眼睛近视增长快，屈光度每年提升超出 1.0D 者。

4）有明确遗传倾向的病理性近视。

此手术适用于控制高度近视眼轴的进行性延长，尤其对青少年眼球轴长超过 26 mm、屈光度每年加深超过 1.0D 者有重要意义。

2. 术后护理及用眼状况　虽然手术过程快捷，痛苦较小，但是术后的自我调护对眼部恢复、手术效果及并发症的预防起着重要的作用，一定要引起充分重视，术式不同，术后的护理亦不同。

（1）角膜屈光手术

1）光性屈光性角膜切削（PRK）术后术眼包封，1 h 后有疼痛和异物感，有人有流泪及鼻塞现象属术后正常反应。部分人疼痛感较强，可遵医嘱服用布洛芬缓释胶囊，疼痛剧烈并逐渐加重者应去手术医院检查，切勿自行打开包封与处理。术后第一天换药后应继续包封遮盖 2 天，疼痛会逐渐减轻至消失，如疼痛逐渐加重亦应及时到手术医院检查，术后第三天应到医院检查，拆除包封，无其他问题即可正常活动。准分子激光原地角膜消除术（LASIK）术后仅有异物感或轻度疼痛，不用包封，戴透明眼罩 1 天，术后第一天应到医院检查，无其他问题即可正常活动，但应注意 3 个月内避免用力揉眼和打斗。

2）严格按医嘱于术后 1 周、2 周、1 个月、2 个月、3 个月、6 个月、1 年行定期复查。

3）术后开始滴用皮质类固醇眼药，一般光性屈光性角膜切削术用药半年左右、LASIK 1 个月以内，用药的时间、剂量、方法一定要严格按医嘱进行，每次复查按医嘱进行调整，切勿擅自停药、加用或改用药物；用药过程中出现眼胀不适等症状时，应及时到手术医院或就近医院检查眼压。

4）光性屈光性角膜切削术后 1 年内，由于上皮细胞的修复与增生及上皮下组织伤口愈合反应，LASIK 3 个月内切口组织反应，屈光度数尚不稳定，也有部分人长期近视矫正不足，睫状肌调节功能弱，可能会出现部分远视、近视矫正不足、散光、眩光等现象，此时应耐心等待观察，切勿急于再次手术。

5）LASIK 只是改变了角膜屈光度，犹如戴了一副无形眼镜，对其他眼病均无预防和治疗作用，尤其是进行性近视、高度近视眼的患者仍然要注意并发症的预防和治疗。

（2）晶体手术

1）手术后 1~2 周时间禁止提拿过重物品或从事剧烈运动。此外，在手术后的恢复期内不要用力揉眼睛或对眼睛造成压力。

2）术后需要按照医嘱用药，并定期复查。

3）视力根据角膜周围切开部位伤口的恢复而存在变化，但大多数会愈合，并保持良好。另外，视力在 1~2 周后趋于稳定。

（3）巩膜手术

1）重视用药定期随访，遵照医生的指导使用，不可以因为自我感觉良好而随意停药或滥用，同时应定期到医院随访，否则可出现手术后遗症。

2）应注意避免打篮球等剧烈运动及强体力劳动。

3）应减少近距离用眼时间，其不但可避免眼部疲劳酸痛等不适，而且有利于眼睛的恢复。

4）手术后初期，眼部敏感性会降低，这时灰尘、沙砾容易进入眼睛，如果处理不当，会造成眼部受伤。在这种情况下佩戴一副适合脸形的眼镜来阻挡灰沙是非常必要的。

5）术后注意饮食和营养的均衡。

3. 手术的优缺点

（1）角膜屈光手术

1）LASIK：优点是手术无痛、视力恢复快，适用于中低度的近视患者。缺点是由于存在一个角膜瓣，如果眼睛受到外力撞击可能导致角膜瓣掀开、皱褶甚至撕裂，虽然及时进行角膜瓣复位手术，对视力不会有大的损伤，但患者会存在这种担忧，术后应尽量避免眼外伤。

2）超薄 LASIK：较普通 LASIK 保留了更多的角膜基质层，降低了角膜瓣的风险，更进一步提高了手术的安全性，兼有 LASIK 和准分子激光机械法上皮瓣下角膜磨镶术（EPI-LASIK）的优点，使手术的适应人群更广，让许多高度数、薄角膜、常规 LASIK 不能手术的患者也能有机会实现手术摘镜的愿望；对于适合做 LASIK 的患者而言，如果选择超薄 LASIK，将保留更多角膜基质层，手术的安全性和术后稳定性就更高。但是，手术不仅需要尖端的手术设备，也就是超薄的全自动角膜微型刀，还需要手术医师掌握十分娴熟、精确的临床技术，才能保证万无一失，从而保证手术的高安全、高质量。

3）EPI-LASIK：远期效果更好、更加节省角膜厚度、提供更大的矫治范围、安全性更高等优势使其具有非常诱人的临床价值。本技术适合 1 600°以内近视及角膜较薄的患者。

4）LASEK：即准分子激光上皮下角膜磨镶术。优点是更加节省角膜、没有角膜瓣的风险。手术特别适用于角膜薄、曲率偏大、眼睛小、眼窝深、角膜斑翳的低中度近视患者，以及运动员、公安、士兵等特殊职业患者。但缺点是术后 2~3 天有疼痛刺激感，视力恢复需要 1~2 周，部分患者恢复更慢一些。

5）ICRI：即角膜基质内环植入术。手术后患者不会出现任何异物感，而且具有可预测性、安全性、稳定性及可逆性和可调换性的优点。这是一种矫正低、中度近视的手术，也是治疗圆锥角膜最有效的办法，但是此方法目前正处于临床试用阶段，尚未广泛应用。

6）PRK：即光性屈光性角膜切削术。除去上皮质的前弹力层和浅层基质，使角膜前表面弯曲度减少，曲率半径增加，屈光力减低，焦点向后移至视网膜上，达到矫正近视的效果。术后疼痛、需要长期用药及易回退等原因使其已逐渐被 LASIK 替代。

7）RK：即放射状角膜切开术。其原理是通过角膜的非穿透性放射状切口使其周边组织对角膜中央光学区产生张力，从而使角膜中央光学区变平，曲率半径增大，屈光力降低，焦点后移，与视网膜的位置产生新的适应，达到矫正近视的目的。该手术预测性不十分精确及视力波动、眩光、回退、角膜瘢痕、外伤易致眼破裂等原因，使其目前已被激光角膜屈光手术取代。

（2）晶体屈光手术：为植入人工晶体；遵循"加法原则"（即：无需去除或破坏角膜组织，只在眼内植入镜片），保留完整眼部组织；具有可逆性，即可取出或更换；不会引起或者加重干眼症；较角膜屈光手术来说，晶体屈光手术光学区更大，术后视觉质量优异。手术在保留原有晶体基础上植入带一定屈光矫正度数的人工晶体，不但保持了原有晶体的调节能力，具有可逆性，而且术后视力能达到或可能超过预测视力，视野范围增大，视功能更完善。特别是 V4C 新型晶体的使用，使这种手术可以更好、更广地用于近视患者，特别是 1 200°以上的超高度近视及不宜行角膜屈光手术的患者。相比角膜屈光手术，该手术是内眼手术，对手术环境、专家技术及手术适应证有更高的要求，且晶体需要预定，费用最高。

（3）后巩膜加固术：一定程度上减少了近视眼的度数。同时，术后可形成新生血管，增强脉络膜和视网膜的血循环，兴奋视细胞，活跃生物电，提高视敏度。此术适合于控制高度近视的眼轴进行性延长。但是，针对早已产生的眼底病变，病理性危害是没法清除的，即便做过后巩膜加固术，也只可以阻止其更进一步发展。

四、预防和治疗屈光不正的探索

预防和治疗屈光不正（主要指近视）的方法是多年来人们一直探索的问题，目前已经涉及的方法既有物理方法也有化学方法。物理方法包括物理力学方法、光学方法、电生理方法；化学方法是指药物治疗。以这两类方法的原理制作的产品，在国内已经不下上千种。总体看来，这些产品的生存能力比较差，呈现出新产品层出不穷，老产品不断退市的趋势。

除了运用相应治疗方法解决已经产生的近视问题，我们还应注意哪些问题以达到预防近视发生、延缓近视的发展的目的？

1. **避免长时间近距离用眼**　看书写字姿势要正确（图 2-11），看书学习时间长了要休息片刻；不要在光线暗及阳光直射下看书，不要在卧床、乘车、走路时看书；看手机不能没有节制；身体应距离书桌一拳，食指应距离笔尖一寸（3.33 cm），眼睛应距离书桌一尺（33.3 cm）。

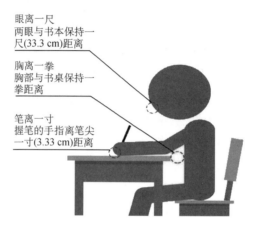

眼离一尺
两眼与书本保持一尺(33.3 cm)距离

胸离一拳
胸部与书桌保持一拳距离

笔离一寸
握笔的手指离笔尖一寸(3.33 cm)距离

图 2-11　正确用眼姿势

2. **户外活动要充足**　自然光是胎儿发育到青少年健康成长的必需品，儿童青少年多在自然光下活动可抑制近视的发生。户外活动累计时间与近视的防控效率是成正比的，一般情况下，保证每天户外活动时间累计达到 2 h 以上可以有效预防近视的发生，还可以预防近视的加深。

太阳光可以促进眼睛视网膜神经细胞分泌多巴胺，该物质可能是户外活动对近视起延缓作用的因素之一。在学校课间休息时，老师应鼓励孩子走出教室、积极参加学校安排的体育课和大课间体育活动，充分培养孩子的室外运动爱好，充分接触自然光，还可以眺望远方，缓解眼疲劳。假期里，家长应空出足够的时间陪孩子参加户外活动，保证孩子户外活动时间在 2 h 以上。这样不仅可以锻炼身体、放松心情，保护视力，还可以促进父母与孩子的沟通，增加亲子感情。

3. **合理使用电子产品**　随着现代经济水平的提高和通信技术的快速发展，电子产品的使用率也呈现低龄化的发展趋势。儿童青少年过早使用电子产品是引发其近视的重要原因，为了有效改善电子产品的不合理使用情况，家长应为孩子做正确的示范，不在孩子面前过度使用手机等电子产品，保持恰当的手机使用姿势，为孩子做表率。根据孩子的年龄制订相应的电子产品使用规则，规定孩子使用手机的时间、内容及位置姿势。建议家长培养孩子视听结合的方式，不要让孩子一味地盯着电子屏幕。

4. 缓解用眼疲劳和眼部保健　长期使用眼睛很容易产生视物模糊、眼疲劳干涩等情况，为了保护儿童视力，父母应该引导孩子正确用眼，让孩子养成良好的用眼习惯。长时间的用眼过程中，应有意识的多眨眼、闭目，增加眼液滋养眼球，缓解用眼疲劳。另外，要常做眼保健操，其主要通过对眼周穴位进行按摩，来改善眼部和头部的血液循环，以缓解眼睛疲劳。每天上午、下午各做一次眼保健操，有助于缓解视疲劳、预防近视发生。

5. 及时检查视力　家长应具备一些日常检查孩子视力健康状况的小常识，同时也需要定期带孩子去做专业体检，参照不同年龄阶段儿童视力检查表来检查儿童的视力情况。在儿童成长的过程中，家长应提醒孩子密切关注自己的视力是否有异常变化，如果出现异常，应及时与家长沟通，并及时到专业眼科机构检查。最常见的视力下降现象：感觉自己看黑板或远处比以前模糊，需要歪头或者眯眼睛才能看清，左眼和右眼视力明显不对称，经常眨眼和揉眼等。有上述现象的儿童需要及时进行视力检查，一旦被医生确诊为近视，就应该进行矫正，不然可能会造成视力的进一步下降。

国家卫生健康委员会和教育部联合声明，截至目前，医学上还没有治愈近视的办法，只能通过科学矫正、改善用眼习惯等方式避免近视加重。不能盲目相信能治愈近视的宣传和商业营销。不科学的治疗可能会导致视力进一步下降，甚至会造成眼部感染等严重后果。

第三章 儿童青少年身体活动概述

第一节 | 身体活动的概述

一、身体活动的定义

关于身体活动的定义，世界卫生组织和世界各地的学者们广泛引用的是美国疾病控制与预防中心流行病学专家 Caspersen 博士等于 1985 年发表于 *Public Health Reports* 期刊中的一篇有关 "physical activity"（身体活动）、"exercise"（体育锻炼）和 "physical fitness"（体质）内涵探讨及健康相关研究的文章。文中身体活动被定义为："Physical activity is defined as any bodily movement produced by skeletal muscles that results in energy expenditure"，即任何由骨骼肌收缩产生的需要消耗能量的身体运动。

日常生活中，人们常常混淆身体活动和体育锻炼的概念，因此厘清这两个概念有助于我们理解什么是身体活动。Caspersen 等将体育锻炼定义为："Exercise is a subset of physical activity that is planned, structured, and repetitive and has a final or an intermediate objective as the improvement or maintenance of physical fitness"，即有最终和阶段目标的、有计划和组织的、重复的、以保持和（或）提高体适能为目的的身体活动。从以上界定我们可以认为，身体活动泛指一切与身体动作有关的活动；体育锻炼则从属于身体活动的范畴。

二、身体活动的分类

身体活动有多种分类方法。从医学和促进健康的角度，通常按能量代谢和日常活动进行分类，此外，还可以按照身体活动的强度对其进行分类。

按照能量代谢分类，身体活动可以分为有氧代谢运动和无氧代谢运动，简称有氧运动和无氧运动。有氧运动是指躯干、四肢等以大肌肉群参与为主的、有节律、时间较长、能够维持在一个稳定状态的身体活动（如长跑、步行、骑车、游泳等）。这类活动需要氧气参与能量供应，以有氧代谢为主要供能途径，也称耐力运动。无氧运动以无氧代谢为主要供能途径，因一般为肌肉的强力收缩活动，故不能维持一个稳定的状态（如拎抬重物、俯卧撑、100 m 短跑等）。

按照日常生活中身体活动的目的和时间分配，身体活动可分为职业性身体活动、交通往来身体活动、家务性身体活动和休闲锻炼身体活动。职业性身体活动指工作中的各种身体活动，包括家政服务等职业行为，工作中的体力消耗根据职业和工作性质而有所不同。交通往来身体活动指从家中往来于学校、单位、购物场所、游玩地点等途中的身体活动，因采用的交通工具不同，体力消耗也不同，如步行、骑自行车、乘公共汽车或自驾车等。家务性身体活动指各种家务劳动，其中手洗衣服、擦地等活动能量消耗较大，做饭、清洁台面等活动能量消耗较小。休闲锻炼身体活动指职业活动、交通往来和家务活动之余有计划、有目的进行的身体活动，如业余时间的运动锻炼或体育活动等。

身体活动强度是指完成活动的用力程度，按照强度指标可以把身体活动分为低强度、中等强度和高强度，通常用能量代谢当量（metabolic equivalent，MET，译称梅脱）来表示。1.1～2.9 个代谢当量为低强度（light intensity physical activity，LPA），需要轻度的努力，表现为呼吸频率稍增加、心率稍加快、自我感觉轻松、能够正常对话；3.0～5.9 个代谢当量为中等强度（moderate intensity physical activity，MPA），需要中等程度的努力，表现为呼吸频率比平时急促、心率较快、身体微出汗、仍可正常对话，但无法完成完整的呼吸过程；大于等于 6.0 个代谢当量为高强度体力活动（vigorous intensity physical activity，VPA），需要大量努力，表现为呼吸频率比平时明显急促且深度大幅增加、心率大幅增加、停止运动调整呼吸后可说话、身体出汗。有研究证据表明，每天参加至少 60 min 中等到高强度身体活动可使大多数儿童青少年获得重要的健康益处，包括降低总脂肪量和内脏脂肪量，正常水平的身体成分对预防慢性疾病如心脑血管疾病、代谢性疾病等具有重要意义；另外，还可以提高心肺耐力，良好的心肺耐力可使儿童青少年以更加充沛的精力投入学习和日常生活中；每周 3 天或更多的抗阻活动可增加骨骼肌的质量、力量、耐力和强度，对于儿童青少年的生长发育具有重要的健康效应；此外，身体活动还对儿童青少年的心理健康有益，如减少焦虑和抑郁症状。常见儿童青少年不同身体活动与相应的代谢当量见表 3-1。

表 3-1　常见儿童青少年不同身体活动与相应的代谢当量

身体活动内容	代谢当量（MET）	身体活动内容	代谢当量（MET）
坐姿时安静地玩游戏、电脑游戏、看电视、做作业	1.1~1.8	柔软体操、体操	2.8~6.7
站立时身体活动	1.6~2.0	跳舞、爬楼梯	3.0~5.5
提轻物体	2.0~3.0	自行车、滑板车	3.6~7.8
家务活动	1.9~4.2	体育运动（乒乓球、足球、篮球等）	3.4~8.9
需要全身活动的电子游戏	1.8~4.8	活跃的游戏（跳绳、捉人游戏等）	4.9~8.6
步行（0.8~6.4 km/h）	2.5~5.3	跑步4.8~12.9 km/h	4.7~11.6

资料来源：张云婷等，2017。

三、儿童青少年身体活动指南

世界卫生组织发布的《关于身体活动有益健康的全球建议》中指出：缺乏身体活动是造成人类死亡的第四位危险因素，占全球死亡归因的 6%。从全球视角看，儿童青少年身体活动不足已是一个世界范围内的共性问题。大量研究表明，规律地参加身体活动对儿童青少年的身心健康有益，世界卫生组织因此建议 5~17 岁儿童青少年应每天至少进行 60 min 的中等到高强度身体活动，每周至少应进行 3 次高强度身体活动，包括强壮肌肉和骨骼的活动等。为促进儿童青少年体质健康，美国、加拿大、澳大利亚、英国、新加坡等国家纷纷开展了身体活动的相关研究并制定了相应的身体活动指南，我国也于 2018 年 1 月发布了国内首部《中国儿童青少年身体活动指南》（表 3-2）。

表 3-2　中国、美国、加拿大、澳大利亚、英国、新加坡儿童青少年身体活动指南概况表

序号	国家	年份	指南内容	作者
1	中国	2018	中国儿童青少年身体活动指南	中国儿童青少年身体活动指南工作组
2	美国	2006	积极健康生活：通过增加身体活动预防儿童肥胖	美国儿科协会

（续表）

序号	国家	年份	指南内容	作者
3	美国	2008	身体活动指南咨询委员会报告	身体活动指南咨询委员会
4	美国	2009	育儿最佳实践身体活动指南	McWilliams 等
5	美国	2018	美国身体活动指南	美国健康与人类服务部；身体活动指南咨询委员会
6	加拿大	2010	加拿大身体活动指南	加拿大运动生理协会
7	加拿大	2011	新加拿大身体活动指南	Tremblay 等
8	加拿大	2012	加拿大身体活动和久坐行为指南	加拿大运动生理协会
9	加拿大	2012	健康活力生活：儿童青少年身体活动指南	加拿大儿科协会
10	加拿大	2016	加拿大儿童与青少年 24 h 活动指南：身体活动、久坐行为和睡眠的整合	Tremblay 等
11	澳大利亚	2014	澳大利亚身体活动和久坐行为指南（5～12 岁）	澳大利亚联邦卫生部
12	澳大利亚	2014	澳大利亚身体活动和久坐行为指南（13～17 岁）	澳大利亚联邦卫生部
13	澳大利亚	2019	澳大利亚儿童青少年（5～17 岁）24 h 活动指南：融合身体活动、久坐行为和睡眠	澳大利亚联邦卫生部
14	英国	2010	技术报告：英国身体活动指南——综述和推荐	Bull 和专家工作组
15	新加坡	2012	新加坡儿童青少年身体专业指南	新加坡健康促进局；全国身体活动研究工作组

各国制订和发布儿童青少年身体活动指南从本质上讲都是为了更好地促进儿童青少年的身体活动参与度，提升他们的健康水平，但不同国家的指南也具有各自的特征，如在指南制订的主体、目标、推荐的身体活动类型及项目、身体活动的时间和强度建议及身体活动的风险管理上都存在一些差异。

《中国儿童青少年身体活动指南》是由中国国家儿童医学中心、上海交通大学医学院附属上海儿童医学中心牵头，联合上海体育学院、复旦大学附属儿科医院临床指南制作与评价中心合作制订的，指南制订的主体既具有政府性，又具有社会性；指南的目标在总体目标下分为生理、心理、认知、学业成绩和社交等 5 类，更加具体和细化；我国的指南将身体活动分为有氧运动、增强肌肉力量的活动和增强骨健康的抗阻活动，具体项目有步行、慢跑、跳高、俯卧撑等，但未明确儿童青少年进行身体活动的场所；推荐的身体活动的时间和强度为每日至少累计 60 min 的中高强度身体活动，包括每周至少 3 d 的高强度身体活动和增强肌肉力量、骨骼健康的抗阻活动；此外，我国的指南未明确儿童青少年身体活动的相应风险及风险管理方面的内容。

美国指南制订的主体以联邦政府为主、社会组织为辅；指南的目标分为动员、指导和号召 3 个层面，主要通过鼓励家庭、学校、社会等来动员全社会共同推动儿童青少年身体活动的开展；指南将身体活动分为有氧活动、强化肌肉活动、强化骨骼活动 3 类，推荐项目主要为跳舞、篮球等，并建议利用校园内的舞会和篮球场等现有场地；建议每天进行 60 min 及以上的中等和高强度身体活动；美国在指南中明确身体活动存在内在风险。

加拿大的指南制订主体以社会组织为主，包括加拿大运动生理协会、加拿大公共卫生署、加拿大儿科协会、安大略省东部儿童医院等；指南目标分为改善平衡、促进成长、提高质量 3 类，主要目标是通过身体活动促进儿童青少年健康成长，提高生活质量；身体活动类型主要分为有氧运动、增强肌肉活动和骨骼强壮活动，项目则是以滑雪等冰雪运动为主；加拿大的指南建议每天进行 60 min 及以上的中等强度身体活动；加拿大的指南指出儿童青少年所参加的大多数身体活动都存在内在风险，尤其是竞技运动员。

澳大利亚政府在指南制订中起重要作用；澳大利亚的指南的目标分为个人情感福利、个人健康福利、社会福利 3 类，强调身体活动要为社会谋福利；澳大利亚的指南将身体活动分为有趣的活动、在家的活动、积极的旅行 3 类，项目以沙滩运动、冲浪、垂钓和不同形式的丛林旅行和远足为主，澳大利亚提倡儿童青少年分学校、社区和家庭不同的场所积极参加相应的身体活动；建议每天进行 60 min 的中等强度身体活动；澳大利亚的指南指出参与身体活动并非没有内在风险，且风险大多发生在儿童青少年身上。

英国的指南的制订由政府和非政府组织合作完成；英国的指标目标包括提供资源、融入生活、减少风险 3 类，同时把减少健康不平等设为特别目标；英国的指南的身体活动类型包括增强体力活动、骨骼健康活动、增强柔韧性活动，项目主要推荐骑车、足球和跳跃；英国的指南推荐每天进行 60 min 及以上的中等和高强度身体活动。

新加坡的指南制订的主体是健康促进局和全国身体活动研究工作组；新加坡的指南强调有氧的活动形式；建议儿童青少年每天进行 60 min 的中等和高强度身体活动，每周至少应进行 3 次强健骨骼和肌肉力量的高强度身体活动，每次连续 5 min。

第二节 | **身体活动的测量与评价**

对身体活动的准确可靠测量有助于更好地理解身体活动与健康结果之间的量效关系，反映各种身体活动的能量消耗水平，评价不同人群的身体活动水平，了解身体活动的决定因素，以及评价身体活动干预措施实施的有效性。身体活动的评价指标较多，通常包括频率、持续时间、强度等。频率指参加身体活动的次数，一般以每周的场、节、次数表示；持续时间指身体活动的持续时间长度，一般以分钟表示；强度指进行某项身体活动时所需付出力量的大小，即完成活动的用力程度。身体活动水平常用的测量方法既有主观方法（如问卷调查法），又有客观方法（如行为观察法、双标水法、直接热量测试法、间接热量测试法、心率测试法、运动传感器测试法等）。

一、行为观察法

行为观察法（behavioural observation）是较早使用的身体活动测量方法之一，该方法弥补了学龄前及学龄儿童身体活动研究方法的匮乏。观察者通过记录观察对象在一定时间段内的活动行为来对他们的身体活动进行分类。记录下被试者活动的类型、强度、时间长短及周围的环境等信息后，观察者可将记录的信息与各种活动的能量消耗量表进行对照，进而计算出被试者在这个时间段内的能量消耗。

行为观察法的优势在于可以直接记录观察对象活动时的背景信息（如活动地点、活动设施等），可以准确了解到被试者的基本信息与行为习惯。有研究表明，行为观察法在儿童身体活动的测量中精准性较高。然而，在观察过程中，当被试者得知自己被他人观察时，可能因紧张或兴奋而改变自身的行为习惯。此外，这一方法对于观察者有较高的要求，通过长期的训练，观察者记录和测量的精准度会比较高。因需要观察者一对一地进行观察记录，故人力成本较高，且当观察时间较长时观察者可能因注意力不集中、精力下降而导致测量精准度下降，所以这种方法相对来说适用于较短时间的小样本研究。

二、问卷调查法

问卷调查法是身体活动评估中最普遍、最实用的方法。身体活动问卷种类较多，形式多为日记、日志、活动回忆、定量化回顾、访谈等。问卷的调查对象包括儿童、成年人和老人，调查时间从 24 h 以内到过去 1~7 天比较常见，也有过去几个月、几年甚至更长。调查的内容范围广泛，既可调查某一项身体活动也可调查多种身体活动。

身体活动的问卷包括国际身体活动问卷（international physical activity questionnaire，IPAQ）、国际身体活动问卷（青少年版）（international physical activity questionnaire-adolescents，IPAQ-A）、青年身体活动问卷（youth physical activity questionnaire，YPAQ）、学龄儿童健康行为问卷（health behavior in school-aged children，HBSC）、青少年成人活动问卷（activity questionnaire for adolescents and adults，AQuAA）等。其中，IPAQ 根据运动频率、强度、时间、类型，从高强度、中等强度、步行和静坐 4 个方面对身体活动水平进行评价，在我国的研究中使用较多。

问卷调查法的优点主要体现在调查简单方便、成本低、适用于大规模人群调查；同时，它可以不受其他条件的制约广泛地搜集各种身体活动的数据，还可以不受时间条件的限制，调查不同时期的身体活动。缺点是受认知和语言能力限制；可能存在回忆偏倚及受试者可能对身体活动的理解不一致等问题。值得注意的是，问卷在使用前需要对其有效性和可靠性进行验证。

三、双标水法

采用双标水法（doubly labelled water）对人们活动时的能量消耗进行测定最早见于 Schoeller 和 van Santen 的研究。测试者服用经非放射性同位素 ^2H、^{18}O 双重标记的水，由机体进行自然代谢，^2H 以水的形式排出体外，^{18}O 以水和 CO_2 的形式排出体外，用 ^{18}O 的代谢速率减去 ^2H 的代谢速率即可得到 CO_2 的生成率，通过呼吸商计算出氧消耗量，代入公式计算出单位时间的能量消耗。

双标水法适用人群广，测量精确度达 93%~98%，准确度达 97%~99%，是测定能量消耗的"金标准"，其他方法往往以双标水法为参照，才能确定其测量身体活动的有效性和可靠性。此外，双标水法还具有无毒副作用、不影响受试者活动等优点。但该方法也存在一定的局限性，^{18}O 比较昂贵，研究成本高，所以不太适合大样本研究，并且测试过程时间跨度较大，获取的能量消耗信息又较为单一，不能提供更多与身体活动有关的参数，如不同活动的持续时间、强度、频率等。

四、心率测试法

心率（heart rate，HR）是一个与能量消耗密切相关的生理参数。在一定强度范围内（HR 在 110~150 次/分），HR 与耗氧量呈线性关系。通过 HR 计算耗氧量，再计算出能量消耗，进而评估身体活动。HR 监测器由一根紧贴胸前的传输胸带和一个小型接收手表组成，它能够以 5 s 采样 1 次至 1 min 采样 1 次的频率储存数小时至几天的数据，并通过专门的软件进行分析。采用 HR 评价身体活动的方法包括平均 HR、HR 差值（即活动时 HR-安静 HR）、HR 不同变化范围所持续的时间、HR 储备率〔（活动时 HR-安静 HR）/（最大 HR-安静 HR）×100%〕不同变化范围所持续的时间、曲线 HR 及 HR 运动传感器技术等。

心率监测可以客观、间接地评估身体活动的频率、强度和持续时间，操作方法简便，心率指标也容易获取。但采用心率来评估身体活动的局限性主要是运动以外的其他因素会在不增加耗氧量的情况下使心率增加（如环境温度升高、高湿环境及受试者的情绪变化等）。此外，受试者疲劳程度和肌肉收缩类型也会影响心率和耗氧量的关系，且心率与耗氧量的线性关系对于中等强度的运动才较为适合。多数心率监测器需要佩戴在受试者身上，因此可能会产生不方便和不适感。

五、运动传感器测试法

运动传感器（motion sensors）便于携带且使用方便，是一种机械或电子装置，将其固定在身体上，它能够感应到肢体或躯干的运动或加速度状况，包含计步器和加速度计两种装置。运动传感器法与问卷调查法一样，是在身体活动研究领域面向大规模人群使用频次较多的一种实证研究法。

计步器（pedometers）主要是利用人体运动过程中下肢产生的垂直加速度

使其内部的杠杆发生偏转，每次偏转 1 次便记录 1 次，并逐渐累加，从而得到累计的步数。计步器装置轻便并且价格较低，对于大部分活动以步行为主的受试者，结合步幅可以计算出其每天的运动距离，并据此计算出相应的能量消耗。但计步器不能结合运动情景记录受试者的运动环境、运动类型及运动间歇时间。研究显示，计步器测量运动步数的精确度较高，但测量运动距离和能量消耗的精确度较低。

加速度计（accelerometers）的原理是根据牛顿力学定律，测量身体加速度绝对值的积分，通过测量身体活动的持续时间和强度评估机体能耗，是一种客观评估身体活动的方法。根据记录轴的多少，加速度计可以分为单轴、双轴和三轴 3 种，单轴加速度计只能记录一个轴（通常为垂直轴）方向的加速度，三轴加速度计可以同时记录运动过程中人体垂直、水平和横向 3 个维度的加速度，因此在测试人体运动过程中的能量消耗具有更高的精准度。加速度计技术在过去的几十年里取得了较大的进展，成为目前唯一一种应用于大样本人群身体活动研究的客观测量方法。

第三节 | 身体活动与儿童青少年身心健康的关系

儿童青少年身体活动与身心健康关系的研究在 20 世纪 90 年代初开始成为国际儿童青少年身体活动研究领域的热点，大量研究探讨了儿童青少年身体活动与肥胖、心血管代谢风险、肌肉骨骼健康、心理健康、认知发展与学业成绩、社会交往能力等指标的积极影响，以下从几个方面进行总结与梳理。

一、身体活动与肥胖

近几十年来，世界范围内儿童青少年肥胖发生率显著增加，身体活动可以改善身体成分，减少体脂含量，从而预防超重和肥胖的发生。有研究显示，适当的身体活动对预防和干预肥胖的发生和发展将产生积极作用：每天进行 15 min 中高强度身体活动与每天进行 1 min 中高强度身体活动的儿童青少年相比，其患肥胖的风险比是 0.46∶1；随着身体活动时间增加，肥胖风险也逐渐降低，每天进行 30 min、45 min 和 60 min 中高强度身体活动的儿童青少年与每天进行 1 min 中高强度身体活动的肥胖风险比值分别是 0.20、0.13 和 0.10。

二、身体活动与心血管代谢风险

心血管代谢性风险是指可能会导致 2 型糖尿病和心血管疾病的各类风险因素的总称，心血管代谢性疾病是一类渐进性疾病，青少年时期肥胖可以增加成年后患高血压、高血脂、高血糖和代谢综合征等疾病的风险。有研究显示，中高强度身体活动时间与青少年肥胖风险、高血压风险、低高密度脂蛋白风险、高甘油三酯风险和代谢综合征风险之间存在着剂量效应，这些心血管代谢风险随着每天中高强度身体活动时间的增加而呈曲线下降的趋势。此外，身体活动有助于调节胰岛素水平，提高肥胖儿童青少年胰岛素敏感性，降低成年期心血管疾病和代谢综合征如高血压、高血糖等疾病的发病率。

三、身体活动与肌肉骨骼健康

儿童青少年每周参加 3 天或更多的抗阻活动可以增加骨骼肌的质量、力量、耐力和强度，对生长发育具有重要的健康效应，此外，身体活动可使身体的柔韧性得到改善，有助于提升儿童青少年的协调和运动技能。骨骼健康包括骨矿物质含量、骨密度、骨面积、骨硬度、骨形状及韧性等指标。青春期是骨矿物质沉积的关键时期，人体中有 40%~60% 的骨质是在青少年时期沉积的，青春期生长突增所能达到的骨量峰值是决定成年期骨骼强度的主要因素。适当的身体活动可刺激骨外层密质增厚，里层骨松质为适应外界刺激在结构功能上也会发生相应的改变，进而使骨骼能够承受更大负荷，提高骨骼的弹性和韧性及预防老年性骨折。

四、身体活动与心理健康

身体活动可增加脑血流量并提升去甲肾上腺素和内啡肽的循环水平，可以积极地影响情绪，如增强自尊、自信和自我意识等；在消除心理障碍、治疗心理疾病等方面，身体活动也可起到一定的作用，如减少压力、焦虑、紧张和抑郁的情绪等。此外，身体活动产生的积极情绪会进一步激发个体参与身体活动的积极性，从而提高运动的坚持性。

五、身体活动与社会交往能力

儿童青少年参加身体活动有助于获得更积极的情感与幸福感，减少反社会行为，提高社会技能和社会责任感；同时，儿童青少年通过积极参加身体活动还可与同龄人、父母和老师之间建立良好的关系，增加结交新朋友的机会，培养团队合作能力、领导能力和社会交往能力，为成年后融入复杂的社会生活奠定良好基础。

第四章 儿童青少年近距离行为概述

第一节 | 近距离行为的定义及分类

一、近距离行为的定义

近距离行为指距离较近的活动，包括工作时的姿势、距离、时长和周围环境等方面，近距离行为主要有阅读、学习、使用电脑、玩电子游戏、看电视和绘画等。

近距离行为依据许多不同的工作类型和不同的研究方式进行定义，如教育水平、连续学习的持续时间、读书消遣时间、每周阅读的图书量、阅读和近距离行为时间、室内学习时间、较近的工作距离、极近的阅读距离、近距离行为的时间长度、字体大小和观看视屏行为，因此近距离行为不易量化。

二、近距离行为的分类

依据观看距离，近距离行为可以分为近（0.1~0.6 m，如阅读、玩手机和平板电脑）、中（观看距离0.6~1.0 m，如使用电脑）、远（观看距离≥1.0 m，如看电视）3种类别。其中，距离近有5个等级，分别为极近（0.1~0.2 m，如看手持设备）、非常近（0.2~0.3 m，如看手持设备）、比较近（0.3~0.4 m，如看手持设备和印刷材料）、近（0.4~0.5 m，如看印刷材料和电脑）、适度近（0.5~0.6 m，如看电脑）；中等距离有4个级别，分别为近似中等（0.6~0.7 m，如看电脑）、中等（0.7~0.8 m，如与人交谈）、适度中等（0.8~0.9 m，如与人交谈）、中等较远（0.9~1.0 m，如与人交谈和烹饪）；距离远为≥1.0 m，如远看电视、驾车和户外活动等（表4-1）。

表 4-1　近距离行为分类

分类	距离	程度	活动举例
距离近	0.1~0.2 m	极近	看手持设备（手机）
	0.2~0.3 m	非常近	看手持设备（手机）
	0.3~0.4 m	比较近	看手持设备（手机）和印刷材料（书籍）
	0.4~0.5 m	近	看印刷材料（书籍）和电脑
	0.5~0.6 m	适度近	看电脑
中等距离	0.6~0.7 m	近似中等	看电脑
	0.7~0.8 m	中等	与人交谈
	0.8~0.9 m	适度中等	与人交谈
	0.9~1.0 m	中等较远	与人交谈和烹饪
距离远	≥1.0 m	远	远看电视、驾车和户外活动

近距离行为属于静态行为。静态行为按其表现形式可分为屏前静态行为（上网、看电视、打游戏及玩手机等）、社交性静态行为（打电话、聊天、上课等）、交通性静态行为（自驾车、乘坐公交车、地铁等）及其他静态行为（家庭作业、阅读、写作、画画等）；按行为所处的环境可分为居家静态行为、职场静态行为及交通静态行为等；按行为目的还可分为学习型静态行为、工作型静态行为及休闲娱乐型静态行为等（图 4-1）。

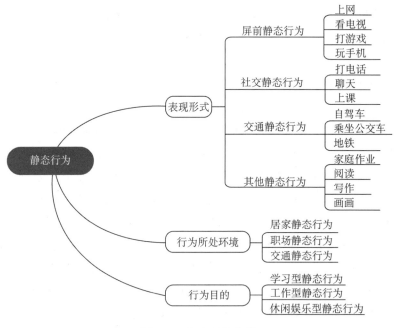

图 4-1　静态行为分类

第二节 | 近距离行为的主要特征

一、用眼距离较近

近距离行为通常是用眼距离较近的活动，如玩手机、用电脑及看书等活动。用眼距离过近是引起近视的原因之一，一项针对我国 6 个省（市）57 904 名中小学生近视的调查发现，"眼距离书本不足一尺"因素中，"总是"者患近视风险是"从不"者的 1.55 倍。

二、近距离行为时间过长可能会促使近视的发生与发展

有研究认为，近距离用眼需要眼球具备充足的调节储备和灵敏度以改变晶状体的屈光状态，从而使黄斑区可以清晰成像，但长时间近距离用眼会消耗调节储备，使调节灵敏度下降，造成视网膜的远视性离焦，导致眼轴延长，促使近视的发生发展。还有研究认为，近距离行为分别通过时间和距离两个因素来影响近视，与少于 2 h 的工作时间相比，每天超过 2 h 工作时间的人群发生近视的概率增加 1.5 倍，而观看距离小于 30 cm 的人群近视发生率是超过 30 cm 人群的 2.5 倍。近距离行为的时长也是评价近距离行为强度的指标之一，通常用屈光时间来表示，详见本章第三节。

三、近距离行为属于静态行为

近距离行为人群主要是学生和办公室一族，常见的打游戏、电脑办公、写作业及上课等均为静态行为。近距离行为是能量消耗较小的身体活动，且近距离行为常伴有眨眼次数减少和身体姿势较固定和单一的特征，也因此被认为是引起健康问题，如眼睛问题（弱视和干眼）、骨骼肌肉问题（颈、肩部不适）、导致肥胖。此外，有研究发现，近距离行为时间越长，人们的感知压力越大。

第三节 | 近距离行为的测量与评价

关于近距离行为的测量与评价，国内外学者的研究中多采用问卷调查法进行测量，有少部分研究使用日志量化近距离行为，近 5 年来，采用仪器测量法的研究逐渐增多，本节主要对问卷调查法和仪器测量法进行阐述。

一、问卷调查法

问卷调查法普遍运用于近距离行为的研究中，在公开发表的研究中，运用较多的是悉尼近视研究问卷（the Sydney myopia study questionnaire），该问卷出自澳大利亚国家卫生和医学研究委员会资助的悉尼近视研究，目的是寻找导致近视发展的因素。该问卷共有 193 个题项，其中包含一些引导跳跃的题项。首先，该问卷为家长或监护人设计的部分包括关于儿童慢性健康状况、眼部疾病家族史和家庭社会经济地位的问题。其次，为儿童设计的部分包括人口统计学问题、关于近距离行为、连续阅读、校外辅导班、户外活动、体育活动和学校成绩等。其中，近距离行为评估主要询问儿童每周在课外活动中花费的时间，包括：①完成学校作业过程中阅读或学习的时间；②课外阅读的时间；③看电视的时间；④在家看视频、玩电脑游戏或用电脑工作学习的时间；⑤从事体育活动的时间。单独分析①~④活动时间后，进行加权，并将其作为一个复合变量用于近距离行为指标，该指标用屈光时间（diopterhours，Dh）表示。Dh 的定义公式为：Dh = 3×（学习花费的时间+课外阅读的时间）+2×（在家看视频、玩游戏或用电脑工作的时间）+1×（看电视的时间）。Dh 是一个用于量化近距离行为行为的指标，可以通过视觉活动问卷来计算。Dh 对各种近距离活动和观察距离进行加权，以确定近距离行为暴露的综合值。Dh 表示根据执行任务所需的调节需求，在特定活动中花费的时间的加权总和。例如，近距离阅读所花费的时间比在中等距离使用电脑所花费的时间更有分量。然而，这一指标并没有完全描述可能影响用眼变化的观看行为的复杂性，例如，近距离观看的时间属性。可能影响用眼变化的相关观看行为包括近距离观看的持续时间、近距离观看期间的间歇休息及观看距离。此外，悉尼近视研究问卷是由家长或监护人填写，调查结果可能受填写人的回忆和主观偏见的影响，因此，问卷调查法的研究结果测量准确性还有待考证。

二、仪器测量法

（一）Badal 验光仪

Hughes 等 2020 年采用在非接触式光学生物测量仪上的 Badal 验光仪（图 4-2）采集一系列测量值。对纳入分析的 76 名参与者进行了可靠的生物测量和主动调节。在四种调节需求（0、3 D、6 D 和 9 D）下，对每个参与者的左眼进行测量。采用一维 A 扫描和二维 B 扫描的部分相联的干涉测量法（扫描源光学相干层析成像原理，swept-source optical coherence tomograph，SS-OCT）。每次测量拍摄眼睛在 30°经线间隔的 6 次横断面测量（二维 B 扫描），并记录下列各类眼结构的同轴宽度：中央角膜厚度（central corneal thickness，CCT，从前角膜到后角膜的距离）、前房深度（anterior chamber depth，ACD，从后角膜到前晶状体的距离）、晶状体厚度（lens thickness，LT，从晶状体前

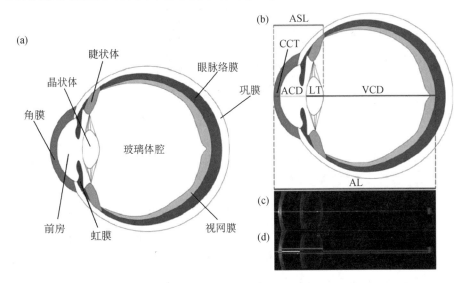

图 4-2　Badal 验光仪示意图

（a）眼睛结构的解剖图；（b）检查的各种生物特征参数示意图；（c）由 IOL Master 700 测量的典型经向扫源光学相干断层扫描图像；（d）与（c）图相同的图像，颜色编码对应于（b）中的示意图

部到后部的距离）、前段长度（anterior segment length，ASL，从前角膜到后晶状体的距离）、玻璃体腔深度（viteous chamber depth，VCD，从后晶状体到视网膜色素上皮的距离）和轴向长度（axial length，AL，从前角膜到视网膜色素上皮的距离）（图4-2）。

　　固定目标通过 Badal 系统呈现，该系统经过改进，可产生满足 4 种调节要求的必要聚散距离。在距眼睛 20 mm 处放置一个与水平面呈 45°角的长通二向色滤光片（longpass dichroic filter，LPF）。LPF 的阻断波长为 650 nm，使得波长的反射率和透射率比 650 nm 长或短。根据制造商公布的规格，波长在 400~630 nm 的透射率大于 97%，波长在 680~1 200 nm 的透射率大于 95%。在距离过滤器 80 mm 处放置一个+10D 最佳形状的球形 Badal 透镜（型号：LBF254-100-A），离角膜的光程距离为 100 mm。液晶显示屏（LCD）上显示目标，并与辅助+20 D 最佳形状球形 Badal 透镜（型号：LBF254-050-A）保持 100 mm 的固定距离。移动辅助透镜和液晶显示屏，以增加或减少两个透镜之间的间距，从而产生-15~+5 D 的视觉差异范围。4 种不同的表情符号用于刺激调节反应，同时在数据收集过程中保持儿童的兴趣和稳定的变化（图4-3）。

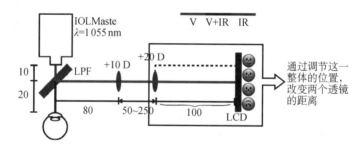

图 4-3　改装 Badal 系统示意图

IOLMaster 仪器输入波长为 1 055 nm 的光线，其他所有距离都用 mm 表示。IR，红外线（λ > 650 nm）；V，可见光（λ=400~650 nm）；LPF，长通分色滤光器；LCD，液晶显示器。随机呈现实验扩展目标的 4 个表情图像

　　每个参与者最初都经历了一个调整期，以尽量减少先前近距离任务或筛查的影响。这包括在 3 m 的屏幕上至少观看 5 min 适合该年龄阶段的视频，不进行分形校正。在调整期之后，用眼罩遮挡右眼，并且从左眼单个地获取测量值，并记录下所有数值，进行统计分析。

　　与问卷调查法相比，运用自动验光仪可以清晰地看到眼部调节变化，可以系统地追踪近距离行为对眼睛的影响，但操作相对复杂，将其用于长期持

续性的近距离行为跟踪调查时具有一定的缺陷。

（二）RangeLife

美国休斯敦大学和得克萨斯大学的 Williams 等学者开发了一种连续、客观测量工作距离的可穿戴设备——RangeLife。RangeLife 具备科学性和便捷性的特点，因此被广泛运用于心率、身体活动水平和睡眠时间等指标的测量。RangeLife 不仅可以用于评估近距离行为的距离，还可用于评估近距离行为的时间。

RangeLife 的设计原理是运用红外透射技术安装在眼镜架上的装置，用于连续测量工作距离。RangeLif 主要由透射距离传感器组成，透射距离传感器使用的是 1 940 nm 激光和纳秒技术（VL53L0X）。透射原理是一种测量传感器和物体之间距离的方法，它基于信号发射和信号返回传感器之间的时间差，在信号被物体反射后，不管物体的表面特征如何，都能实现精确的距离测量。传感器由 Arduino 微处理器控制，该微处理器与 DS3231 实时时钟（real time clock，RTC）和微安全数字（security digital，SD）卡数据记录器（Feather M0 Adalogger）相连。距离传感器的技术规格可以在 https://www.adafruit.com/product/3317.找到，该网站有不同规格的距离传感器售卖，且详细描述了距离传感器的原理和使用方法。组件使用内置的 Arduino 集成电路（I2C）总线连接，电源由可充电的 2 500 mAh 锂聚合物电池提供，可提供约 16 h 的连续距离测量。传感器为 1 cm×1 cm×0.2 cm，可连接到用户的眼镜上，用 1 m 长的导线连接到微处理器，微处理器与 RTC 和电池一起装在一个带皮带夹的塑料外壳中。该设备被编程为以 1 Hz 的频率连续采集数据，并记录到 SD 卡的磁盘上。使用 Arduino 语言为传感器、时间和数据记录器组件的开源编程编写运行代码。

RangeLife 构建并使用了 4 个装置。每个装置由一名观察者在 0.05 m 的间隔内对 0.05~2.0 m 的距离进行一次测试，以评估测量的稳定性并生成校准函数。对于每一个设备，将传感器放在与地面平行的毫米尺上，并指向墙壁。将装置设置为以 1 Hz 开始记录，从距离墙壁 0.05 m 的位置开始。每隔 150 s，将装置移离墙壁 0.05 m。持续进行记录，直到装置达到距离墙壁 2.0 m 的位置。记录并下载数据，装置测量的距离与毫米级的实际距离进行对比（图 4-4）。接下来，描述来自 4 个装置的数据，并使用线性回归分析进行函数校准。光束直径是指物体反射的入射激光束的宽度。光束直径越窄，设备探测视线内小物体的精度越高。将这个装置对准一面墙，投射到一个同心的毫米尺度上。在 0.1 m 的间隔内，从 0.1 m 到 0.5 m 的距离内，为 4 个装置中的每个装置确定光束直径。观察者通过红外线观察器观察光束，测量每个距离的光束直径。对于 0.6 m 或更大的距离，投射到表面上的光束太微弱，红外观测器无法探测到；因此，光束直径在 0.6～1 m 调整。对数据进行线性回归分析，并以度数计算光束直径。

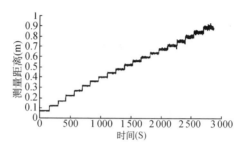

图 4-4　RangeLife 设备的原始数据的典型示例

装置大约每 150 s 以 0.05 m 的长度从 0.05 m 移动到 1.0 m

RangeLife 的使用方法：佩戴 RangeLife 装置前需要将其充满电，然后将其安装在眼镜框架的右太阳穴位置上，指向鼻侧约 4°，使光束对准中线 0.40 m。该装置应安装在受试者的习惯性眼镜框架上，如果受试者没有佩戴眼镜，则安装在配有平镜片的框架上。电线沿着右太阳穴，经耳后，一直延伸到一个装有配件的 9 cm×6 cm×4 cm 的外壳中，该装置的附件通过皮带夹连接或放在受试者的口袋里。

要求受试者除了洗澡或游泳外，从起床到睡觉都戴着这个装置。因为这个装置固定在眼镜架对应太阳穴的位置上，要求受试者尽量转动头部，而不是通过转动眼睛来确保这个装置是沿着视线测量。受试者在佩戴该装置时会记录其详细的活动，以便将客观测量的距离与相应的活动进行比较。此外，受试者在佩戴该装置的同时，还应该佩戴一个活动记录仪和光传感器设备，这样可以将曝光和活动的模式与观看距离关联起来。如前所述，在 1 min 的时间段内对光照度（lux）和身体活动（每分钟计数）进行平均，将户外时间定义为每天暴露于 1 000 lux 以上的环境中的分钟数。在一整天的佩戴之后，将 RangeLife 的数据下载并分类到 0.10 m 的间隔中，以计算每天观看距离从 0.10～1.0 m 所花费的分钟数。

RangeLife 数据结果的计算用 Dh 表示，Dh=（3×观看距离为 0.1～0.5 m 的时间）+（2×观看距离为0.5~0.8 m 的时间）+（1×观看距离为0.8~100 m 的时间）；平均每天的 Dh=［（工作日的 Dh×5）+（周末的 Dh×2）］/7。

第四节 | 近距离行为与儿童青少年身心健康的关系

一、近距离行为与视疲劳

视疲劳在医学上属于心身疾病的范畴。以眼部的主观症状为基础，是眼或全身器质性疾病与精神心理因素互相作用所出现的综合征，又称为眼疲劳综合征。视疲劳的表现较复杂，有研究将其归结为调节性、肌性、集合性、症状性和视像不等性，并认为其与工作性质、屈光状态、斜视和融合不足以及眼部疾病有关。

近距离用眼时，人眼为保持有效的双眼视觉，会进行一系列眼部功能的代偿活动，主要有调节、辐辏等。故持续近距离用眼易导致相关眼内、眼外肌肉的疲劳，从而产生视疲劳症状。用眼时或用眼后眼部主要视疲劳症状有双眼酸痛、眉弓部胀痛、眼部干涩、用眼后症状加重甚至代偿突然异常，导致视物模糊。计算机操作者易产生视疲劳，已经成为共识，文献报道其患病率为59.63%甚至高达68.40%。因此，长期使用手机、电脑和电视等电子产品的儿童青少年更易出现视疲劳症状。

二、近距离行为与近视

近视是由眼屈光不正所致，一般等效球镜≤-0.5D 时可诊断为近视。2010 年，全球近视率为28.3%，且在不断上升，预计2030 年将达到39.9%，2050 年将达到49.8%，因此，推断在未来，全球将有一半以上的人近视。2018 年，我国青少年近视率为53.6%，我国已成为近视发病率最高的国家之一。自2019 年底疫情大暴发以来，学校课程大多改为网课的学习方式，很可能对学生的视力造成一定的影响。2020 年6 月，中南大学爱尔眼科学院发布了国内首份《2020 疫情期间影响儿童青少年近视发生发展的用眼行为及视觉环境大数据报告》，经分析发现，在近距离行为方面，疫情期间儿童青少年的用眼时间比平时更长，儿童青少年平均每天用眼时长超过 4 h；在单次连续用眼时长方面，超过 70% 的学生单次连续用眼时间超 45 min，更有超过 40% 的学生单次连续用眼时间在 2 h 以上。疫情期间。儿童青少年的用眼时间显著上升加之户外活动时间明显减少，将使得孩子们近视发生发展的危险极大增加。影响儿童青少年近视的发展因素有很多，可以归纳为遗传因素和环境因素两大类。遗传因素主要与父母近视有一定关系，具体的机制还需要进一步探讨，本文主要对环境因素中的近距离行为进行阐述。

近距离行为可能会导致近视的机制如下：长时间的近距离行为将会导致学生视疲劳，视网膜增厚、睫状肌调节滞后，从而在图像投射时有可能引发远视性视网膜离焦。长此以往，将会导致眼轴变长，从而引发近视。近距离行为主要通过工作时长、工作距离和光照条件 3 个方面影响近视的发生与发展（图 4-5）。近距离行为导致的近视有两种，分别为暂时性近视和永久性近视。

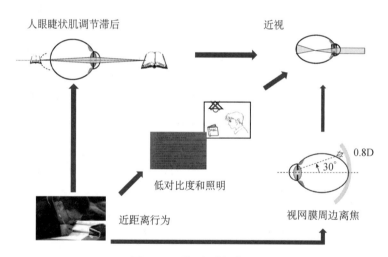

图 4-5　近视光学矢状图

1. 暂时性近视　近距离行为诱发暂时性近视是指持续近距离行为后，远点暂时性移近。这种近视属于屈光不正的第一阶段，与真正的近视不同，假性近视是一种暂时性的近视，此时，远点持续变近，在未经睫状肌麻痹检查的情况下，假性近视是近视性的屈光不正，然而，睫状肌麻痹检查时会发现真实屈光状态是正视或远视。这说明假性近视是可逆的，暂时性近视是由于调节痉挛或睫状肌痉挛导致。目前认为，暂时性近视所诱发的视网膜离焦现象及其随后的衰减变化，可能会激发一种代偿性的玻璃体腔增长，从而导致近视的形成。由此说明，暂时性近视对儿童青少年近视程度的发展存在一定影响，但由于暂时性近视具有可逆性，在出现暂时性近视时，应及时进行调节，以避免永久性近视的出现。

2. **永久性近视**　又称近视，关于近视的病因学说有很多种，但可以明确的是，近距离行为是诱发近视的环境因素之一。持续近距离行为状态下对离焦的低模糊敏感性、较高的调节滞后性和周边视网膜远视性离焦可能是促进近视发生发展的关键因素。近距离用眼需要眼球具备充足的调节储备和灵敏度以改变晶状体的屈光状态，从而使黄斑区可以清晰成像，但长时间近距离用眼会消耗调节储备，使调节灵敏度下降，造成视网膜的远视性离焦，导致眼轴延长，促进近视的发生发展。此外，虽然暂时性近视不是每位屈光不正者所必经的，但可以肯定的是，暂时性近视有可能发展为永久性近视。有研究表明，持续近距离行为相同时间后，近视者更容易被诱导出暂时性近视且不易消退，从而使近视度数上升。

三、近距离行为与亚健康

亚健康状态被认为是介于健康与疾病中间的状态。近年来，随着科技的发展和生活水平的提高，智能电子产品普及，儿童青少年的身体活动水平下降，看电视、玩手机、玩电脑游戏等近距离行为时间增加。有研究表明，长时间的近距离视屏行为不但会影响儿童青少年心肺功能，而且还对睡眠和心理健康有一定影响。朱保成等于 2014 年对我国沈阳、重庆、新乡和广州 4 个城市的中学生视屏行为对亚健康的影响研究发现，长时间的视屏行为会增加中学生亚健康状态发生的风险。社会退缩假说指出，频繁地看电视或使用电脑会减少个体与社会互动，从而增加抑郁的发生风险；而且玩电子产品的时间可能取代本应参加社会活动的时间，从而使人的社交能力退化和出现心理问题。此外，社会学习理论提示，随着儿童青少年接触电子游戏等近距离行为增加，他们可能会学习和模仿游戏中的行为及人际关系等，分不清虚拟还是现实世界，从而影响现实生活中的人际交往，如 2018 年新闻中报道，南宁市某男子因玩网络游戏产生幻觉，误把路人当敌人袭击。

四、近距离行为与肥胖

肥胖是指一定程度的明显超重与脂肪层过厚，是体内脂肪，尤其是甘油三酯积聚过多而导致的一种状态。肥胖既是独立的疾病，又是高血压、心血管疾病、脑卒中、糖尿病和多种癌症的致病因素。全球儿童的超重肥胖情况日趋严重，截止到 2016 年，有超过 3.4 亿 5~19 岁儿童和青少年超重或肥胖。2015 年，对中国 29 418 名儿童青少年的体质健康状况调查的结果发现，7~17 岁儿童青少年肥胖的患病率为 13.2%。久坐行为是儿童青少年体重增加的重要危险因素，而近距离视屏行为和阅读行为是常见的久坐行为。年龄较小的儿童近距离视屏行为和阅读行为主要受家长及家庭环境的影响，学历较高的家长往往对儿童的教育更为重视，更加重视孩子的日常行为习惯，会对儿童的近距离行为强度进行管理。年龄较小的儿童模仿力强，如果家长在孩子面前经常使用手机，那么就会增加儿童的视屏行为。有研究发现，家长经常在儿童面前使用手机可使儿童的视屏时间>2 h 的发生风险增加 1.898 倍，如家长对儿童视屏行为没有任何约束，该风险可能更高。长此以往，过度的近距离视屏行为伴随久坐行为和缺乏身体活动，进而出现肥胖问题。还有研究发现，长期的视屏行为会导致不健康的零食消费，从而增加儿童超重肥胖的发生风险。主要表现在：①儿童青少年看电视、玩手机的时间越长，可能消费更多零食；②食品广告可能改变儿童对食物的偏好、儿童的食物选择和购买习惯，使儿童倾向于吃富含脂肪、精制糖和盐的食物。何春刚于 2018 年进行的一项针对高校学生超重肥胖的影响研究指出，大学生每天视屏时间<2 h 可以有效降低其超重和肥胖的风险。

五、近距离行为与睡眠

看电视、玩手机、玩平板电脑等电子产品的近距离行为不但对近视和肥胖有影响，而且对儿童青少年的睡眠也存在一定的影响。

1. 对睡眠习惯的影响　有研究发现，每天视屏时间过长可导致儿童青少年养成入睡迟、早醒、不午睡等不良睡眠习惯的概率增加。

2. 对睡眠障碍的影响　张安慧等于 2018 年发现，每天的视屏时间≥2 h 对儿童睡眠行为的影响不但体现在就寝和早起的习惯上，而且会导致异态睡眠、睡眠节律紊乱、入睡潜伏期延长等睡眠障碍问题。看电视和电脑会导致入睡延迟，且总睡眠时间减少。电脑、电视和手机等电子产品带来的"光暴露"问题，不仅会抑制大脑分泌松果体素（一种有助于睡眠的激素），还会让儿童青少年过度兴奋，从而长时间停留在先睡眠状态。儿童看电视或电脑时间过长，会刺激中枢神经系统，令大脑皮质兴奋，加快心跳和呼吸，使血压升高从而干扰睡眠。

六、近距离行为与颈肩症状

随着电子产品的普及和学业、工作压力的增大，颈肩症状（如颈肩部的疼痛、酸胀、僵硬、麻木等症状）在人群中的发生率也越来越高。2013 年，颈痛在全球 301 种急慢性疾病所致伤残引起的健康寿命损失中排第 4 位，已经成位全球较为严重的公共卫生问题。目前，中小学生学习压力大，长时间处于阅读学习状态，加上电子产品的吸引，从而增加了他们的近距离行为时间。儿童青少年长期处于近距离行为的静态行为姿势，会导致发生颈肩症状的风险增加，使颈肩症状出现低龄化趋势。儿童青少年正处于生长发育阶段，又是知识学习和接触社会的重要阶段，长时间静坐学习、玩手机、玩电脑和看电视等静态行为势必会对颈肩健康产生不良影响。颈肩症状不仅会对近期的学习和生活带来不便，如不加以保护可能迁延至成年期，显著增加成年期颈肩疾病的发生风险。此外，年龄较小的儿童骨骼偏软，易变形，如长期处于不良的近距离行为姿势，很容易出现脊柱侧弯现象。

七、近距离行为与户外活动调节

户外活动是指人类在山河湖泊等自然环境及其他所有户外环境中开展的各类活动的总称，如郊游、体育课等。近距离行为对儿童青少年的身心健康都存在一定影响。对于预防近距离行为带来的危害，2017 年 9 月世界近视眼大会上，专家们指出每天进行户外活动 2~3 h，每周 14~21 h，能够有效预防近视的发展。进行户外活动的关键因素是"户外"二字，户外阳光暴露能够有效预防近视的发生，但是户外活动针对已经近视的青少年是否能够减缓还有待进一步研究。户外活动作为一个潜在的预防措施，已成为近视病因学研究领域的热点。户外活动作为保护因素，其可能的机制是"光照-多巴胺"理论，该理论认为，在户外阳光暴露的条件下可以刺激多巴胺的释放，多巴胺作为视网膜上光调节释放的神经递质，可提高日间视网膜功能，减少眼轴的增长。

适量的身体活动有助于建立和维持健康的生理技能，降低心血管等慢性疾病风险，促进心理健康。有些研究显示，非结构化户外游戏可以锻炼社交技能，培养自我意识、自我调节等一系列的情感能力；儿童在户外玩耍时，减少了其视觉和粗大运动探索范围的限制，从而可以使其尽情发挥好奇心和想象力；儿童在户外活动的过程中更可能有决策机会，从而可促进他们的执行能力及创造性思维的发展。长时间近距离行为后进行适度的户外活动，可以通过转换环境来调节近距离行为带来的负面情绪。儿童在户外活动中可以通过人群交流来提高人际交往能力，降低抑郁的发生风险。儿童通过参加中高强度的身体活动能在一定程度上增加能量消耗，降低由于脂肪堆积过度的肥胖风险，还可以调节睡眠质量。因此，长期且适量的户外活动能够有效调节身体亚健康状态。

针对性的户外活动可以有效缓解因近距离行为产生的颈肩酸痛。专业人员制订的运动处方还能有效治疗颈肩症状。对于正在发育中的儿童，户外活动能够在一定程度上增加骨密度，增加骨骼的坚韧性，预防因不良姿势造成的身体形态变化。

第五章 儿童青少年睡眠概述

第一节｜睡眠的定义、分类及特征

一、睡眠的定义

睡眠是生命过程中一个重要的生理现象，如果把大多数人一生中所有的睡眠时间加在一起，它将占去整个生命1/3的时间。睡眠的概念一直是众多学科尤其是医学和生理学关注的问题之一，随着科学技术的不断进步，人们对睡眠概念的认识也在不断变化。早在1972年，法国的神经精神科医师Christian Guilleminault认为，睡眠是由于身体内部的需要，感觉活动和运动性活动暂时停止，给予适当刺激就能使其立即觉醒的状态。后来随着人们对脑电活动的认识，有研究者认为睡眠是由于脑的功能活动而引起的动物生理性活动低下，给予适当刺激可使之达到完全清醒的状态。现代医学界普遍认为，睡眠是一种主动过程，是受睡眠及觉醒中枢主动调节的一种周期性的可逆的静息现象。人脑在睡眠时并没有停止工作，只是换了模式，从而有利于身体更有效地储存所需能量，更好地恢复精神和体力，进而提高工作能力和效率。

睡眠的表现时常有运动活动的显著降低和躺卧姿势。典型的表现为闭眼和躯体肌张力的降低。由于对外界刺激的阈值提高，人对外界刺激的不反应性伴随睡眠的深入而不断加深。人类睡眠有以下基本特点：①以卧姿为主或无活动力的姿态（没有行走、谈话、写作等）；②对刺激反应的阈值提高；③具有鉴别性的脑电图改变；④精神活动效率的降低；⑤可逆的，即很容易从睡眠中觉醒。

二、睡眠的分类

睡眠有两种不同的时相，即正相睡眠和异相睡眠。正相睡眠又称慢波睡眠，人在这一阶段呼吸变浅、变慢而均匀，心率变慢，血压下降；全身肌肉松弛，但肌肉仍保持一定的紧张度。异相睡眠又称快波睡眠，这一阶段人体的感觉功能比在正相睡眠时进一步减退，肌肉也更加松弛，肌腱反射亦随之消失，这时的血压较正相睡眠时升高，呼吸稍快且不规则，体温、心率较前阶段升高，身体部分肌肉群可出现轻微的抽动。

根据人在睡眠过程中脑电图（electroencephalogram，EEG）的不同特征，睡眠可分为非快速眼动（non-rapid eye movement，NREM）睡眠和快速眼动（rapid eye movement，REM）睡眠。NREM 睡眠又称正相睡眠、慢波睡眠、同步睡眠或安静睡眠，REM 睡眠又称异相睡眠、快波睡眠、去同步化睡眠或活跃睡眠。两种睡眠以是否有眼球阵发性快速运动及不同的脑电波特征相区别。NREM 睡眠和 REM 睡眠二者存在本质上的差异，尤其在脑活动方面极不相同。在 REM 睡眠期，位于大脑根部的脑桥网状结构，在 REM 睡眠中起到积极作用，向脊柱神经发出信号，使身体固定不动，并使眼球产生快速运动；而在 NREM 睡眠状态中，脑电波呈睡眠表现，肌肉活动较清醒时减弱，不伴剧烈的眼球运动。

三、儿童青少年睡眠特征

儿童睡眠的神经、生理基础和成人是相同的，儿童的睡眠模式和成人基本相同。但人类的睡眠结构与年龄关系密切，不同年龄阶段的儿童，其睡眠各有其不同于成人的特殊性，这一点，在儿童出生后的第 1 年和青春期表现得最为突出。

胎儿几乎处于睡眠状态，新生儿最开始为不典型脑电活动状态，随后出现高波幅混合频率的活动，但未出现纺锤波和 α 节律；出生 2~3 个月后高波幅混合频率活动消失；1 岁后，可区分 NREM 睡眠的 4 期变化，开始出现 REM 和 NREM 睡眠的分期；3~5 岁的幼儿，随着大脑结构和功能发育的完善，高波幅慢波的脑电活动达到最高比例，NREM 睡眠第Ⅲ期和第Ⅳ期成为主要的睡眠表现。

5~10 周岁的儿童，NREM-REM 睡眠周期比成人更长，大约比成人多睡 2 h 或以上，但这一年龄段的儿童睡眠周期的次数和每个周期持续的时间相对固定，整个睡眠结构较为稳定。在这一年龄段的后期，NREM 睡眠从学龄前的 2 h 左右降至 75~80 min，且男孩比女孩有更多的慢波睡眠。这一年龄段的儿童白天较少打盹，是人一生中白天睡眠最少的阶段。

进入青春期，儿童在生长、激素水平、心理、社会和认知方面等飞速发展，从而对睡眠结构及模式会产生巨大的影响。从儿童到青春期，慢波睡眠和 REM 睡眠逐渐减少，NREM 睡眠第 I 期和第 II 期的比例逐渐增大。青春期阶段，儿童睡眠的生理需要与青春期前相同或者更多，但由于初高中学习的压力，青春期的儿童睡眠时间反而减少，学龄期的儿童趋向于"云雀样"（即早起床）的睡眠模式。但步入青春期后，由于社会因素的影响及青春期生理变化的影响，儿童的睡眠模式趋于睡得晚，起得晚，在一定程度上，这种晚睡、晚起的睡眠模式是青春期正常的生理变化。但是，如果这种睡眠模式病理性地影响到了儿童白天的功能活动，则可能发生睡眠时相延迟综合征。

第二节 儿童青少年睡眠指南标准

良好的睡眠可使人恢复体能、消除疲劳，从而保持机体的免疫功能，有助于生长激素的分泌，促进婴幼儿生长发育；有助于巩固记忆，完善儿童青少年的认知功能；帮助儿童青少年缓解紧张、焦虑等不良情绪，促进心理健康。反之，睡眠不足可能会增加儿童青少年抑郁、高血压、肥胖及青少年自杀意念及自我伤害的风险，而经常过量睡眠也容易使人头昏脑涨、萎靡不振。为避免睡眠不足或睡眠过量引发的健康风险，促进儿童和青少年健康，近年来一些国家制定了相应的睡眠指南。例如，美国睡眠医学会（American Academy of Sleep Medicine，AASM）于 2016 年首次发布了《AASM 共识声明：儿童人群睡眠量建议》（以下简称"美国睡眠指南"），以促进儿童和青少年健康，避免睡眠不足引发的健康风险；加拿大制定了《加拿大儿童青少年 24 小时活动指南：融合活动、久坐行为和睡眠》（以下简称"加拿大指南"）；新西兰借鉴了加拿大指南的内容，于 2017 年发布了《少坐、多动、睡好——儿童和青少年活动指南》（以下简称"新西兰指南"）；我国也于 2017 年发布了《0 岁~5 岁儿童睡眠卫生指南》。本研究主要对这 4 个国家的睡眠指南内容进行介绍。

一、各国睡眠指南标准

1. 美国　美国基础教育体系将学制分为小、中、高 3 级，年龄界定在 6~18 岁，根据基础教育体系的划分标准，美国睡眠指南将儿童青少年的年龄界定为 6~18 岁，对于学龄前儿童的睡眠同样做出相应的推荐，具体见表 5-1。美国睡眠指南认为，保证睡眠充足是促进儿童健康生活方式的最佳方法之一。因此，该指南把促进青少年身心健康发展作为主要目标，强调为改善健康状况和提升健康水平提供建议。

表 5-1　美国儿童青少年睡眠推荐标准

年龄段	每天适宜睡眠时长
4 个月~1 岁	12~16 h（包括午睡）
1~2 岁	11~14 h（包括午睡）
3~5 岁	10~13 h（包括午睡）
6~12 岁	9~12 h
13~18 岁	8~10 h

2. 加拿大　加拿大指南将儿童青少年年龄细分为 2 个阶段，儿童为 5~13 岁（包括 5 岁和 13 岁），青少年为 14~17 岁（包括 14 岁和 17 岁），基础教育阶段的学生年龄在 5~17 岁。2016 年，加拿大发布了涵盖了 0~17 岁儿童青少年的睡眠指南标准，见表 5-2。加拿大一直致力于儿童青少年睡眠健康的策略研究，加拿大指南的制定主要参考了睡眠与身体成分、体质健康、学业成绩及心理健康之间的关系，通过比较健康指标的作用效果，以限定有益于儿

表 5-2　加拿大儿童青少年睡眠推荐标准

年龄段	每天适宜睡眠时长
0~3 个月	14~17 h（包括午睡）
4~11 个月	12~16 h（包括午睡）
1~2 岁	11~14 h（包括午睡）
3~4 岁	10~13 h（包括午睡）
5~13 岁	9~11 h
14~17 岁	8~10 h

童青少年身体健康的睡眠推荐量,其最终目标是促进儿童青少年健康成长,提高生活质量。

3. 新西兰 新西兰指南借鉴了加拿大指南的内容,适用于新西兰所有健康或残疾的儿童和青少年(0~17岁),其基础教育阶段同样将儿童青少年年龄细分为2个阶段,儿童为5~13岁(包括5岁和13岁),青少年为14~17岁(包括14岁和17岁)。该指南的睡眠推荐标准,见表5-3。该指南指出,睡眠习惯与成长后期的健康状况有关,每天睡眠量少于标准量的儿童,其身体健康状况、情绪表现都相对较差,而睡前活动和睡眠时间影响睡眠质量,睡眠质量与儿童的身体健康和心理健康都有关系。因此,该指南目标聚焦于儿童青少年的健康成长,将睡眠作为预防疾病和促进健康的手段。

表5-3 新西兰儿童青少年睡眠推荐标准

年龄段	每天适宜睡眠时长
1~3个月	14~17 h（包括午睡）
4~12个月	12~15 h（包括午睡）
1~2岁	11~14 h（包括午睡）
3~4岁	10~13 h（包括午睡）
5~13岁	9~11 h
14~17岁	8~10 h

4. 中国 中国的现行学制和美国一致,学制分为小、中、高3级,基础教育阶段的儿童青少年年龄界定在6~18岁,我国教育部2017年颁布的《义务教育学校管理标准》中对学龄儿童青少年的睡眠时间做出相应规定:家校配合保证小学生每天10 h、初中生每天9 h、高中生每天8 h的睡眠时间标准。2017年国家卫生和计划生育委员会发布了《0岁~5岁儿童睡眠卫生指南》,该指南对0~5岁学龄前儿童的每天适宜睡眠时长做出规定,具体见表5-4。

表5-4 中国0~5岁儿童睡眠推荐标准

年龄段	每天适宜睡眠时长
0~3个月	13~18 h（包括午睡）
4~11个月	12~16 h（包括午睡）
1~2岁	11~14 h（包括午睡）
3~5岁	10~13 h（包括午睡）

二、养成健康睡眠的良好睡眠卫生习惯

睡眠卫生习惯是指一系列有助于连续、有效睡眠的行为习惯，包括觉醒相关行为、睡眠调度和定时、饮食/饮料行为及睡眠环境等。良好的睡眠卫生习惯有促进健康睡眠的重要作用。因此，为保证儿童青少年的睡眠质量，促进儿童青少年健康发展，养成良好的睡眠卫生习惯十分重要（表5-5）。

表5-5　良好的睡眠卫生习惯

序号	内容
1	养成良好的作息习惯，如按时就寝和起床
2	养成睡前避免看发光的屏幕、手机、电脑等电子设备的习惯
3	养成睡前不要从事过于兴奋的体力或脑力活动的习惯
4	养成睡前热水洗脚或者洗澡、刷牙、讲故事等常规活动的习惯
5	养成白天不睡或少睡的习惯，即使晚上入睡较晚，第二天白天也不要刻意补觉，避免生物钟紊乱
6	控制咖啡、茶、可乐、乙醇等兴奋性饮料的摄入量，睡前6~8 h避免饮用以上兴奋性饮料
7	营造良好的睡眠环境，如舒适的寝具、温度、光线和声音等
8	睡前4 h以内避免进食，晚餐进食容易消化的食物，避免过饱或过饥
9	睡前放空思想，保持心情轻松愉悦，快速进入睡眠状态

资料来源：滕世助，2020.青少年学生健康手册［M］.北京：人民卫生出版社.

第三节 | 睡眠时长与睡眠质量的测量与评价

由于不同年龄段的儿童睡眠特点不一，适用的评估工具也不同。目前用于儿童睡眠评估的工具可分为客观测量工具和主观测量工具。

一、客观测量工具

为了确保睡眠诊断的准确性，客观测量方法也常被使用，临床中常见的睡眠客观测量工具有多导睡眠图和体动记录仪。

1. 多导睡眠图（polysomnography，PSG） 是 1974 年斯坦福大学 Holland 医师率先使用的，是专业技术人员整夜监控，持续同步记录睡眠中的生物电变化和生理活动，进行睡眠医学研究和睡眠疾病诊断的技术。多导睡眠图是临床上用于检测、记录及保存多导睡眠信号（包括心电信号、脑电信号、眼电信号、肌电信号、压力信号、患者体位、鼻气流、口鼻气流、鼾声、胸腹运动、脉搏血氧饱和度信号）的数据记录系统。多导睡眠图是睡眠医学的基础评价技术，通过记录脑电图可以区分睡眠与觉醒，睡眠各个分期及各期所占的比例；通过记录眼电图可以根据眼球是否运动，区分 REM 睡眠及 NREM 睡眠；通过记录肌电图，可以记录下颌部位的肌肉活动产生的点活动，辅助区分 REM 睡眠及 NREM 睡眠。多导睡眠图为睡眠障碍的诊断、分类和鉴别诊断提供客观依据，也为选择治疗方法及评价治疗效果提供重要的参考信息，是诊断多种睡眠障碍的金标准。

2. 体动记录仪（actigraphy，ACT） 是一种能够连续记录肢体活动情况的睡眠监测系统，能够在不影响日常生活的条件下，进行连续的睡眠-觉醒状态监测。体动记录仪通常佩戴在手腕上，通过记录手腕随时间的活动频次测量受试者昼夜节律活动相关参数，包括总睡眠时间、睡眠效率、总清醒时间、清醒时间百分比、觉醒次数、入睡潜伏期等，通过连续测量肢体的运动状态和运动量，间接反映睡眠-觉醒情况。

体动记录仪与多导睡眠图相比，其自身的优点有：①费用低廉、小巧便携、佩戴方便；②可以在自然环境下记录睡眠状态，能够长时间记录日间和夜间的行为；③对于无法适应睡眠实验室环境的受试者，尤其是儿童、老年人和失眠患者更为适用。其局限性在于不能测量睡眠阶段，若受试者清醒时卧床不活动，则将被错误地判定为睡眠期，会导致错误地评估睡眠时间，使得总睡眠时间增加，会错误评估睡眠障碍的严重性。因此，通常在佩戴仪器时应同时记录睡眠日记，以加强监测结果的准确性。

二、主观测量工具

简便易行的睡眠量表和问卷不仅是儿童保健人员早期发现儿童睡眠问题和家长不良睡眠养育行为的重要手段，实现早期干预的前提基础，也是提高家长关注儿童睡眠的健康教育渠道，更符合成本-效果效益，便于推广使用。根据文献检索结果，对儿童青少年睡眠进行测量的主观测量工具有儿童睡眠障碍量表、儿童睡眠习惯问卷、简明婴儿睡眠问卷、儿童睡眠问卷、小熊睡眠筛查工具、匹兹堡睡眠质量指数、阿森斯失眠量表、Tayside 儿童睡眠问卷、睡眠日记、睡眠卫生习惯量表等多种。以下主要介绍常用的几种评估工具，分别有儿童睡眠习惯问卷、小熊睡眠筛查工具、匹兹堡睡眠质量指数、阿森斯失眠量表和睡眠日记 5 种。

1. 儿童睡眠习惯问卷（children's sleep habits questionnaire，CSHQ） 是 2000 年由美国 Bowrn 大学医学院儿科学教授 JudihtA.owens 博士根据学龄前和学龄儿童的生理特点编制而成，适用于年龄为 4~12 岁的儿童。该问卷由父母根据过去 4 周中儿童的睡眠情况，选择比较典型的 1 周进行问卷填写。问卷共含 33 个计分项，从 8 个维度反映儿童常见睡眠问题，包括就寝习惯、入睡潜伏期、睡眠持续时间、睡眠焦虑、夜醒、异态睡眠、睡眠呼吸障碍和白天嗜睡，具体见表 5-6。量表内部一致性信度为 0.68（社区样本）和 0.78（临床样本），重测信度为 0.62~0.79，能够有效地区分健康儿童和睡眠障碍儿童。该量表已在全球得到广泛应用，但该问卷主要用于评价健康儿童的睡眠状况和筛查睡眠障碍患儿，不能用于睡眠障碍性疾病的诊断。

表 5-6 儿童睡眠习惯问卷

孩子晚上上床时间：平时：____时____分 周末：____时____分
孩子晚上睡着时间：平时：____时____分 周末：____时____分
孩子早晨醒来时间：平时：____时____分 周末：____时____分
孩子早晨起床时间：平时：____时____分 周末：____时____分

	通常 （5~7 次/周）	有时 （2~4 次/周）	偶尔 （0~1 次/周）
1. 孩子晚上是否在固定时间上床睡觉？			
2. 孩子上床后是否可在 20 min 内入睡？			
3. 孩子是否独自在自己床上入睡？			
4. 孩子是否在他人床上入睡？			
5. 孩子入睡时是否需要陪伴？			
6. 到了就寝时间，孩子是否有如哭闹、拒绝待在床上等不良行为？			
7. 孩子是否害怕在黑暗中睡觉？			
8. 孩子是否害怕一个人睡觉？			
9. 您是否认为孩子睡得太少？			
10. 您是否认为孩子的睡眠时间合适？			

（续表）

	通常 （5~7 次/周）	有时 （2~4 次/周）	偶尔 （0~1 次/周）
11. 您是否认为孩子每日的睡眠量保持一致？			
12. 孩子是否有尿床现象？			
13. 孩子是否有说梦话现象？			
14. 孩子睡眠过程中是否不安宁，常有肢体动作？			
15. 孩子是否有梦游（睡眠过程中行走）现象？			
16. 孩子是否有半夜转移到他人（父母、兄弟姐妹等）床上的现象？			
17. 孩子睡眠中是否有磨牙现象？			
18. 孩子睡眠中是否有打鼾很响的现象？			
19. 孩子睡眠中是否有呼吸暂停现象？			
20. 孩子睡眠中是否有憋气或气急等呼吸困难现象？			
21. 孩子在陌生环境中（如亲戚家中等）是否有入睡困难现象？			
22. 孩子是否有半夜醒来伴无法安慰的哭吵、出汗的现象？			
23. 孩子是否有被噩梦惊醒的现象？			
24. 孩子是否夜间醒来一次？			
25. 孩子是否夜间醒来一次以上？			
26. 孩子早晨是否可自己醒来？			
27. 孩子醒来后情绪是否不佳？			
28. 孩子早晨是否由他人唤醒？			
29. 孩子醒后是否不愿起床？			
30. 孩子醒后是否需要长时间才能清醒？			
31. 孩子是否看起来疲乏？			
32. 在过去的一周中，孩子在如下情形时是否非常瞌睡或入睡？	不瞌睡	非常瞌睡	入睡
32.1 看电视			
32.2 坐车			

资料来源：中华人民共和国国家卫生和计划生育委员会，2017.0岁~5岁儿童睡眠卫生指南（国卫通〔2017〕20号）。

评分标准：每个问题进行统计分析时需要进行转换，分值越高表示存在睡眠问题概率越高。"通常（5~7次/周）"为1分，"有时（2~4次/周）"

为2分，"偶尔（0~1次/周）"为3分。其中具体需要转换的问题有4~9和12~31题，转化方法是把原先的计分值1转换为3，计分值2保持不变，计分值3转换为1。问题1、2、3、10、11和32保持原录入数值不变，待转换完成后，再进行各维度得分（共8个维度）的计算，维度内各个问题得分相加为该维度得分。8个维度得分的总和为该问卷总评分，反映睡眠质量的整体情况，评分越高表示睡眠质量越差。问卷总评分高于54分即为睡眠质量不良。

2. 小熊睡眠筛查工具（BEARS sleep screening tool） 是2004年经由美国学者Owens等验证，在初级保健机构应用于儿童睡眠障碍的筛查。该工具适用的年龄范围是2~18岁，包含5个条目，即入睡情况（B＝bedtime issues）、日间过度嗜睡（E＝excessive daytime sleepiness）、夜间觉醒（A＝night awakenings）、睡眠规律和时间（R＝regularity and duration of sleep）和打鼾（S＝snoring），这5个条目反映了儿童最常见的睡眠问题，见表5-7。该工具虽然没有心理测量学性质的评价，但可使临床医生获得的信息量多2~10倍，帮助医生从儿童父母和家庭成员中了解更多的儿童睡眠信息，对提高初级保健机构儿童睡眠障碍的识别和治疗起到作用。

表5-7 小熊睡眠筛查工具

条目	学龄前儿童（2~5岁）	学龄儿童（6~12岁）	青少年（13~18岁）
入睡问题	孩子有就寝问题吗？有入睡问题吗？（P）	孩子有就寝问题吗？（P）你有就寝问题吗？（C）	你有入睡问题吗？（C）
日间过度嗜睡	孩子白天会显得疲劳和困倦吗？孩子需要小睡吗？（P）	孩子早晨起床困难，白天会显得困倦，需要小睡吗？（P）你白天会感到非常疲惫吗？（C）	你白天经常感到困倦吗？在学校时呢？在乘车时呢？（C）
夜间觉醒	孩子夜间频繁醒来吗？（P）	孩子夜间频繁醒来吗？有梦游或梦魇吗？（P）你夜间频繁醒来吗？再次入睡困难吗？（C）	你夜间频繁醒来吗？再次入睡困难吗？（C）
睡眠规律和时间	孩子的就寝和起床时间规律吗？是什么时间？（P）	孩子上学时的就寝和起床时间分别是什么时间？周末？您认为孩子的睡眠时间充足吗？（P）	你上学时通常的就寝时间是什么时间？周末呢？你通常晚上睡多长时间？（C）
打鼾	孩子夜间经常打鼾或呼吸困难吗？（P）	孩子夜间大声打鼾，每夜都打鼾或呼吸困难吗？（P）	孩子夜间大声打鼾或每夜都打鼾吗？（P）

注：P，父母回答；C，儿童自己回答。
资料来源：陆林，王雪芹，唐向东，2016.睡眠与睡眠障碍相关量表［M］.北京：人民卫生出版社.

评分标准：该测试主要针对儿童青少年睡眠问题的自主排查。常用于儿科的临床门诊，医生询问家长或儿童以下5个方面的睡眠情况，如果得到

"是"的回答，医生则进一步询问该问题发生的频次及是否有其他睡眠问题。

3. 匹兹堡睡眠质量指数（Pittsburgh sleep quality index，PSQI）　是 1989 年美国匹兹堡大学学者 Buysse 等编制而成的，用于综合评定睡眠质量，也是目前应用较为广泛的睡眠质量量表（表 5-8）。该量表适用的人群范围广泛，涵盖儿童青少年和成年人，量表共有 24 个问题，其中包括 19 个自评条目和 5 个他评条目。其中，第 19 个自评条目和 5 个他评条目不参与计分，参与计分的 18 个自评条目组成 7 个因子，分别代表主观睡眠质量、入睡时间、总睡眠时间、睡眠效率、睡眠障碍、催眠用药和日间功能情况。量表完成时间为 5～10 min。Buysse 等于 1989 年对该量表进行信效度检验发现，PSQI 有较好的内部一致性（Cronbach's $\alpha = 0.83$），重测信度为 0.85，敏感性为 89.6%，特异性为 86.5%（Kappa = 0.75，$P < 0.01$），这表明 PSQI 有助于精神科临床和睡眠质量评价研究。

表 5-8　匹兹堡睡眠质量指数

内容
1. 近 1 个月，晚上上床睡觉通常是____点钟。
2. 近 1 个月，从上床到入睡通常需要____min。
3. 近 1 个月，通常早上____点起床
4. 近 1 个月，每夜通常实际睡眠____h（不等于卧床时间）。
5. 对下列问题请选择 1 个最适合您的答案。
a. 入睡困难（30 min 内不能入睡）　（1）无　（2）<1 次/周　（3）1～2 次/周　（4）≥3 次/周
b. 夜间易醒或早醒　（1）无　（2）<1 次/周　（3）1～2 次/周　（4）≥3 次/周
c. 夜间去厕所　（1）无　（2）<1 次/周　（3）1～2 次/周　（4）≥3 次/周
d. 呼吸不畅　（1）无　（2）<1 次/周　（3）1～2 次/周　（4）≥3 次/周
e. 咳嗽或鼾声高　（1）无　（2）<1 次/周　（3）1～2 次/周　（4）≥3 次/周
f. 感觉冷　（1）无　（2）<1 次/周　（3）1～2 次/周　（4）≥3 次/周
g. 感觉热　（1）无　（2）<1 次/周　（3）1～2 次/周　（4）≥3 次/周
h. 做噩梦　（1）无　（2）<1 次/周　（3）1～2 次/周　（4）≥3 次/周
i. 疼痛不适　（1）无　（2）<1 次/周　（3）1～2 次/周　（4）≥3 次/周
j. 其他影响睡眠的事情　（1）无　（2）<1 次/周　（3）1～2 次/周　（4）≥3 次/周
如有，请说明：____
6. 近 1 个月，您认为自己的睡眠质量　（1）很好　（2）较好　（3）较差　（4）很差
7. 近 1 个月，您用药物催眠的情况　（1）无　（2）<1 次/周　（3）1～2 次/周　（4）≥3 次/周
8. 近 1 个月，您常感到困倦吗　（1）无　（2）<1 次/周　（3）1～2 次/周　（4）≥3 次/周
9. 近 1 个月，您做事情的精力不足吗　（1）没有　（2）偶尔有　（3）有时有　（4）经常有

注：条目 5～条目 9 的（1）、（2）、（3）、（4）选项分别计 0、1、2、3 分。
资料来源：张宝和.2019.睡眠保健手册［M］.北京：科学出版社.

评分标准：每题的评分范围为 0～3，总分为 0～21 分。得分越高，说明睡眠质量越差。总分≤5 代表睡眠质量好，总分>5 代表睡眠质量差。

睡眠质量根据条目 6 的应答计分。

入睡时间根据条目 2（"≤15 分"为 0 分，"16~30 分"为 1 分，"31~60 分"为 2 分，"≥60 分"为 3 分）和条目 5 累加计分，若累加分为"0"计 0 分，"1~2"计 1 分，"3~4"计 2 分，"5~6"计 3 分。

总睡眠时间根据条目 4 的应答计分，">7 h"计 0 分，"6~7 h"计 1 分，"5~6 h"计 2 分，"<5 h"计 3 分。

睡眠效率：条目 4（睡眠时间）/床上时间（条目 3-条目 1）×100%（">85%"计 0 分，"75%~84%"计 1 分，"65%~74%"计 2 分，"<65%"计 3 分）。

睡眠障碍：累加条目 5b 至 5j 的计分，若累加分为"0"计 0 分，"1~9 分"计 1 分，"10~18 分"计 2 分，"19~27 分"计 3 分。

催眠药物：根据条目 7 的应答计分。

日间功能障碍：条目 8 加条目 9 的应答计分，"1~2 分"计 1 分，"3~4 分"计 2 分，"5~6 分"计 3 分。

总分为 7 个维度的总分相加。

4. 阿森斯失眠量表（Athens insomnia scale，AIS） 也称亚森失眠量表，是 Soldatos 等于 2000 年提出的用于评估失眠严重程度的量表。该量表共 8 个条目，包含入睡时间、夜间及晨间觉醒、睡眠时间、睡眠质量、主诉的频率和持续时间、由于失眠带来的不愉快感和日间功能受损等指标，见表 5-9。量表适用人群广泛，涵盖未成年人和成年人，用于最近 1 个月睡眠障碍的自我评估，完成量表需要 3~5 min。该量表的内在一致性为 0.87~0.89，重测信度为 0.88~0.89，效度为 0.85~0.90。由于其自测结果准确和使用方便，在临床上应用广泛，现已成为国际医学界公认的评价失眠的标准量表。

表 5-9 阿森斯失眠量表

对于以下列出的结果，如果在过去一个月内在您身上每星期至少发生 3 次，就请您在相应的自我评估结果项目上打钩。

内容	分值		
入睡时间	0. 没问题	1. 轻微延迟	2. 显著延迟	3. 延迟严重或不能入睡
夜间苏醒	0. 没问题	1. 轻微影响	2. 显著影响	3. 严重影响或不能入睡
比期望的时间早醒	0. 没问题	1. 轻微提早	2. 显著提早	3. 严重提早或不能入睡
总睡眠时间	0. 足够	1. 轻微不足	2. 显著不足	3. 严重不足或不能入睡
睡眠质量（无论长短）	0. 满意	1. 轻微不满	2. 显著不满	3. 严重不满或不能入睡
白天情绪	0. 正常	1. 轻微低落	2. 显著低落	3. 严重低落或不能入睡

（续表）

内容	分值			
白天身体功能（体力或精神）	0. 足够	1. 轻微影响	2. 显著影响	3. 严重影响
白天思睡	0. 无思睡	1. 轻微思睡	2. 显著思睡	3. 严重思睡

资料来源：张宝和.2019.睡眠保健手册［M］.北京：科学出版社.

评分标准：量表共 8 个条目，每条分为 0、1、2、3 四级评分，得分越高表示睡眠质量越差。若总分小于 4 分为无睡眠障碍，如果总分为 4~6 分为可疑失眠，如果总分在 6 分以上为失眠。

5. 睡眠日记　是有效评估大多数儿童睡眠问题的重要工具，内容主要包括记录睡眠时长与情况，包括上床睡眠的时间、早上起来的时间、夜间入睡潜伏期、夜间入睡后又醒来的次数和累计觉醒的总时间、最后醒来的时间、午睡或打盹累计时间、用药情况及睡眠质量等，记录睡眠日记可以获得受试者在治疗前和在治疗中睡眠障碍的自我评估基本数值。一般持续 2 周的睡眠日记即可反映儿童的睡眠情况，在低年龄儿童中一般由父母完成睡眠日记，而对于高年级学龄儿童及青少年则更多鼓励自我完成。睡眠日记较为直观、容易使用且允许对目标行为反复准确地进行抽样记录，与客观的仪器记录相结合，长远看可以增加测量的可靠度。通常睡眠日记可以分两部分记录，早晨起床及睡前情况分别记录，见表 5-10。

表 5-10 睡眠日记

姓名：＿＿＿＿＿　填写时间＿＿＿＿＿＿

星期	一	二	三	四	五	六	日
晚上睡前填写							
今天白天觉得困吗？							
白天打盹了吗？多长时间？							
锻炼身体了吗？多长时间？							
下午 6 点后抽烟饮酒了吗？							
白天服药了吗？什么药？							
早晨起床后 2 h 内填写							
昨晚关灯上床的时间是几点？							
昨晚入睡（睡着）的时间是几点？							
中间醒了几次？							
早上醒来时间是几点？							
早上起床时间是几点？							
昨晚一共睡了几小时？							
昨晚一共在床上趟了几小时？							
睡眠效率怎么样？（前二者相除）							
起床后感觉（轻松、一般、不解乏）							

资料来源：张宝和.2019.睡眠保健手册［M］.北京：科学出版社.

第四节 | 睡眠与儿童青少年身心健康的关系

2019 年《中国儿童青少年睡眠健康白皮书》报告显示，儿童青少年睡眠不足和睡眠质量差通常伴随着身体疾病和心理疾病的发生，且在中学生中表现得更为严重。儿童青少年拥有健康的身体和心理与良好的睡眠是分不开的。持续的睡眠不足和一些严重的睡眠障碍不仅会导致肥胖、脑功能下降、生长迟缓等问题，也会对儿童青少年的心理带来巨大的影响，使儿童青少年产生严重的情绪和行为问题。这一现象激发了学术界对睡眠问题的广泛兴趣，睡眠医学应运而生，国际上许多研究对睡眠与儿童青少年的肥胖、生长发育、脑功能、情绪等身心健康的关系进行研究探讨，也取得了一定的研究成果。同样，心理健康也是以高质量的睡眠和科学的睡眠习惯为基础，睡眠卫生是心理健康的重要衡量指标之一。

一、睡眠与肥胖

在儿童肥胖研究领域当中，睡眠成为新的研究焦点。关于睡眠对儿童肥胖的影响，短睡眠时间或睡眠质量差与儿童青少年超重或肥胖风险相关的研究结果较为一致，而长睡眠时间对肥胖影响的研究结果存在差异。沈晓明等于 2012 年对 30 250 名 0~18 岁中国儿童青少年进行研究，结果表明睡眠时长与肥胖风险的相关性在不同年龄段的儿童中表现出不同的曲线特征：在学龄前儿童中，睡眠时长与肥胖风险呈线性相关，即随着睡眠时长的减少，儿童肥胖的发病风险逐渐上升；在学龄期和青春期儿童中，睡眠时长与肥胖风险的相关性呈现出类似成人的"U"形趋势，即睡眠时间的减少或增多，均会使肥胖风险逐渐上升。但也有研究表明，长睡眠时间会降低儿童青少年肥胖，Huang 等于 2018 年对香港 1 666 名儿童进行 2 年队列研究发现，长睡眠时间使儿童青少年肥胖风险降低（OR＝0.841，95% CI：0.709~0.999）。

睡眠对儿童青少年肥胖的影响较为复杂。可能的机制有睡眠时间不足或睡眠质量差会导致体内激素水平的改变，包括瘦素水平降低、生长激素释放水平升高等。激素水平的改变可以引起大脑交感神经兴奋，增加人们的进食欲望。睡眠不足或睡眠质量差可能会使儿童青少年白天感到疲劳且嗜睡，从而导致参加体育活动时间减少，静态行为增加，从而导致肥胖的发生。同样，一些生理学研究表明，睡眠质量差易使人感到疲劳，从而也改变人的饮食方式，易对晚间小吃及脂肪性食物产生兴趣，从而导致过多的能量摄入。

二、睡眠与生长发育

睡眠时长和睡眠质量与儿童青少年生长发育密切相关，青少年的各项身体的功能尚未发育成熟，其神经、免疫、骨骼、血液等各大系统正处于生长和功能完善的关键时期，这一阶段出现睡眠问题，会直接或间接地影响整个机体的生长发育过程，甚至对成年后身体的功能留下隐患。Jiang 等对上海市 141 名 10~11 岁瘦小儿童进行调查发现，与睡眠时长<9 h 的瘦小儿童相比，睡眠时长≥10 h 的儿童有更高的身高，也有更重的体重。朱寅秋等对采用"小平台水环境"方法建立睡眠剥夺模型，研究发现青春期大鼠的体质量、体重增长可能直接与睡眠时间有关，睡眠越少，体质量、体重增长越慢。

睡眠影响儿童青少年生长发育的机制可能与 NREM 睡眠有关。NREM 睡眠是促进生长、消除疲劳及恢复体力的主要方式。NREM 睡眠期间脑垂体的各种促激素分泌增多，特别是生长激素的分泌。有研究表明，NREM 睡眠期间下丘脑垂体肾上腺皮质轴分泌显著低下，生长激素的分泌最活跃，生长激素分泌的增加直接或间接地促进了生长发育。REM 睡眠期下丘脑垂体肾上腺皮质轴分泌活跃，激素分泌减少。自发的觉醒和打断睡眠会抑制生长激素的分泌。生长激素主要促进核酸和蛋白质的合成，参与糖、脂肪的代谢，增加细胞的体积和数量，促进骨和软骨的生长，有利于促进机体生长。因此，青少年要发育好、长得高、精神饱满，就必须以充足且高质量的睡眠为基础。

三、睡眠与脑功能

充足的睡眠对儿童青少年脑神经的发育成熟至关重要，睡眠不足对儿童青少年的脑功能的损伤是隐匿且不可逆转的。Jiang 采用功能磁共振成像技术对青少年进行了连续 5 天每天 2 h 的慢性睡眠剥夺，研究结果发现经历了慢性睡眠剥夺后，青少年的主观嗜睡程度虽然不明显增加，但已先期出现简单词汇工作记忆及算术工作记忆水平降低；而在成年人的对照组中，慢性睡眠剥夺首先会导致主观嗜睡程度明显增加，同期却并未出现工作记忆水平降低，该研究结果提示，睡眠不足对儿童青少年记忆功能的损伤具有隐匿性。Li 采用 Morris 水迷宫测试评价睡眠干预对幼鼠空间参考记忆功能的影响，在对幼鼠进行了 48 h 睡眠剥夺后，再进行连续 24 h、48 h 睡眠恢复发现，由睡眠剥夺对幼鼠学习记忆功能的损害并未随着睡眠的恢复得到改善。

睡眠影响脑功能的机制可能包括以下两个方面：

（1）儿童青少年的大脑神经系统处于发育阶段，充足的睡眠对儿童青少年中枢神经系统的发育成熟至关重要，充足的睡眠可以激活大脑皮质发育，大脑快速发展使脑功能逐步完善，增加大脑神经网络功能，促进大脑皮质接受感觉刺激，进行信息整合。学龄期儿童有极强的好奇心与求知欲，从而能够快速学习并掌握大量新知识，并形成分区处理、分类和存储信息的能力，促进儿童智力及创新能力的发展。

（2）在经过了每天 2 h 连续 5 天的慢性睡眠剥夺后，大脑前扣带回、顶叶皮质等已开始出现不同程度的功能下降，而在完成复杂词汇工作记忆测试任务时，前额叶皮质出现异常激活。这一结果揭示了经历慢性睡眠剥夺的青少年出现简单工作记忆任务反应时间延长，与行为抑制相关脑区功能出现下降有关，而复杂工作记忆功能未见明显受损则与前额叶皮质代偿激活有密切的关系。

四、睡眠与心理健康

睡眠与儿童青少年心理健康息息相关。卢美枚等于 2020 年的研究表明，长期失眠不加控制可能会变成一种习惯，导致强迫性思维形成，主要包括反复联想生活中的负性事件、强迫追忆日间发生的琐碎事情、强迫入睡、强迫思虑会否失眠等，长此以往则容易形成强迫、抑郁、焦虑等心理疾病。Hidalgo 等对 351 名学生采取慕尼黑大学的睡眠类型测试问卷和贝克忧郁量表（Beck depression inventory，BDI）进行调查发现，工作日和休息日中夜睡型（较晚地进入睡眠）的学生对轻度抑郁症状（BDI≥10）具有正向预测作用。

睡眠与儿童心理健康问题的可能机制包括以下两个方面。

（1）Horne 和 Norbury 于 2018 年对健康被试的研究发现，夜晚睡眠型受试者杏仁核激活程度较高，且杏仁核与扣带回的功能连接程度较低，意味着在面临消极刺激时夜晚睡眠型可能会产生更为强烈的情绪反应，使得扣带回皮质对杏仁核的调节功能受到抑制，从而影响了情绪调节。

（2）下丘脑-垂体-肾上腺（hypothalamic-pituitary-adrenal，HPA）假说，HPA 轴在睡眠调节中有重要作用，HPA 轴活跃过度会降低睡眠效率，缩短慢波睡眠期和 REM 睡眠潜伏期的时间，抑郁症被认为是神经系统的应激状态，应激状态下 HPA 轴的过度亢进可影响患者的正面情绪。

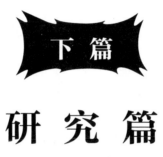

下 篇

研 究 篇

第六章 身体活动、近距离行为、睡眠对儿童青少年近视影响的研究

第一节 | 研究背景、目的与意义

一、研究背景

近视是外部平行光线经眼球屈光系统后聚焦在视网膜之前的一种屈光不正。据估计，全球有近30%的人口受到近视的困扰，其中，以东亚、东南亚国家和地区最为严重，如新加坡、日本、韩国、中国香港、中国台湾等。我国自改革开放以来，近视率急剧上升，已成为世界上近视率最高的国家之一。近年来，我国近视率一直居高不下，2014年全国学生体质健康调研与监测结果显示，小学生、初中生、高中生和大学生视力不良率分别为45.71%、74.36%、83.28%和86.36%。基础质量监测中心发布的2018年《中国义务教育质量监测报告》显示，我国四年级、八年级学生视力不良检出率分别为36.5%、65.3%，儿童青少年近视高发、低龄化、重度化日益严重。2018年，国家卫生健康委调查结果显示，我国高中学生近视率已高达81%，教育部越来越多的证据表明：近视不但使青少年视物模糊而降低学习效率，影响青少年升学就业，甚至会发展为高度近视，从而引发其他眼部疾病。2020年，由于新冠肺炎疫情的影响，我国中小学生进行了一段时间的在家上网课的学习模式，教育部对9个省份14 532人的调研显示，与2019年底相比，半年来学生近视率增加了11.7%。其中，小学生近视率增加了15.2%，初中生近视率增加了8.2%，而高中生近视率增加了3.8%。2018年8月，习近平总书记对青少年近视问题做出重要指示，要求深化教育改革，拿出有效的综合治理方案，并加以落实。2018年8月30日，教育部、国家卫生健康委等八部门印发《综合防控儿童青少年近视实施方案》，将防控儿童青少年近视上升为国家战略。

近视已成为全球共同关注的公共卫生问题，而影响近视发生发展的因素是流行病学研究的热点。国内外部分研究对于身体活动、近距离行为、睡眠

与儿童青少年近视的关系进行了探讨。首先，身体活动是指由骨骼肌肉产生的需要消耗能量的任何身体动作，其中包括工作期间的活动、游戏、家务、出行和休闲娱乐活动。Mutti等于2002年对366名八年级学生身体活动与近视进行了为期5年的队列研究，结果显示，儿童青少年身体活动与近视之间呈负相关关系，自此开启了儿童青少年身体活动与近视关系研究的大门。近20年来，国内外涌现了大量与此相关的观察性研究，但研究结果却大相径庭，有研究认为儿童青少年身体活动与近视存在相关关系，但也有研究发现儿童青少年身体活动与近视无相关关系。

　　近距离行为是指工作距离较近的活动，如阅读、学习、看手机或平板、看电脑、玩电子游戏、看电视等。学龄期儿童青少年每天从事大量的阅读、书写、学习等近距离行为，并且，随着电脑、手机等电子设备的普及，儿童青少年低年龄、长时间、近距离使用电子产品现象非常普遍。长时间近距离用眼加重眼睛负担，引发视疲劳甚至视物模糊，因此长期以来近距离行为被认为是儿童青少年近视的潜在危险因素，两者的关系也引起了越来越多学者的重视和关注。

　　睡眠是生命活动中最重要的一环，人类1/3的时间都用于睡眠。对儿童青少年而言，充足的睡眠有助于消除疲劳、恢复体力、保护大脑，而睡眠不足则可引起肥胖、心血管疾病等生理疾病及注意力缺乏、焦虑等精神情绪问题，进而影响生活、学习甚至生命质量。近年在课业压力、过度使用电子设备、过量光暴露及不合理的膳食模式等因素的影响下，我国儿童青少年睡眠不足的现象日益严重。国际睡眠组织（International Sleep Foundation，NSF）于2012年提出，学龄儿童期及青少年期推荐睡眠时长分别为9~11 h及8~10 h。但根据《2019中国青少年儿童睡眠指数白皮书》调查结果显示，我国6~17周岁的儿童青少年睡眠不足8 h的总占比达到62.9%，其中6~12周岁儿童睡眠不足的占比为32.2%，13~17周岁青少年睡眠不足的占比则高达81.2%。并且，除了睡眠时长过短外，我国部分儿童青少年还存在睡眠质量低下的问题。据研究文献报道，我国10%~23%的青少年有不同程度的入睡、再入睡困难及早醒等睡眠质量问题，儿童青少年睡眠状况堪忧。少数几位国外学者开始关注睡眠与儿童青少年近视的关系，研究结果认为睡眠过短与睡眠障碍均为儿童青少年近视高危因素。我国少量的研究聚焦于睡眠时长与睡眠质量对儿童青少年近视的影响。研究结果认为，儿童青少年充足的睡眠是其视力的保护因素，而睡眠时长少于8 h会导致近视程度的加深。但也有研究指出，睡眠质量与儿童青少年的近视之间并无关联。无法得出定论。

由于各研究领域中的研究数量众多，研究方法各异，各研究得出的结论截然不同，这给儿童青少年近视相关政策的制定及防控措施的实施带来了阻碍。因此，有必要运用科学的方法，对于这三个研究领域中的不同的研究结果进行整合、梳理和分析，对众多不同的研究证据进行量化评价，为我国儿童青少年近视防控与干预提供理论依据。

二、研究目的

本章旨在系统综述国内外儿童青少年身体活动、近距离行为与近视关系的研究并进行 Meta 分析，对睡眠与近视的关系的研究进展进行阐述，对众多不同的研究证据进行客观评价与合成，以厘清儿童青少年身体活动、近距离行为、睡眠与近视发病及进展之间的关系，为我国青少年儿童近视的防控和干预提供理论依据。本章具体的研究目的有如下几点：

（1）系统总结国内外儿童青少年身体活动与近视发病及进展关系的研究并进行 Meta 分析。

（2）本研究采用 Meta 分析的方法汇总国内外近距离行为要素（包括近距离行为总时长、一次持续性近距离行为时长、过近近距离行为距离和不良近距离行为姿势）与儿童青少年近视发病及患病的相关性。

（3）总结与阐述睡眠时长与儿童青少年近视之间的关系研究进展。

三、研究意义

我国儿童青少年在激烈的社会竞争下面临巨大的升学压力，在家长望子成龙、望女成凤的期盼中，学生不得不接受多坐少动的生活方式。但另外，随着近视率的不断升高，对子女需要一生佩戴眼睛的担忧又时刻折磨着每一个心急如焚的家长。家长希望孩子多做作业、多阅读，取得更好的成绩，但又害怕孩子长时间久坐引起近视，这一矛盾的症结在于厘清真正影响近视的因素是身体活动水平过低、时间过少还是近距离行为过多及哪种近距离行为对近视影响最大，是看电视、用电脑，还是读书、阅读，还是写作，这些疑惑存在于家长和学生的脑海里，也存在于每一个关心中国儿童青少年健康成长的中国人心中。因此，本文的研究结果，将给焦急的中国父母带来一个明确的答案，家长可以根据结果调整学生的身体活动水平、近距离行为模式及睡眠时长，帮助孩子健康成长。

此外，目前不少研究探讨了儿童青少年身体活动、近距离行为及睡眠与近视的关系，但其研究结果却大相径庭。例如，儿童青少年身体活动与近视的研究结果中有的研究认为，儿童青少年身体活动与近视存在相关关系；但也有研究发现，儿童青少年身体活动与近视无相关关系。因此，本部分系统综述国内外儿童青少年身体活动、近距离行为及睡眠与近视发病及进展关系的研究并进行 Meta 或描述性分析，对众多不同的研究证据进行客观评价与合成，以厘清儿童青少年身体活动、近距离行为、睡眠与近视发病及进展之间的关系，为我国青少年儿童近视的防控和干预提供理论依据。

第二节 ｜ Meta 分析方法的运用

一、文献检索

本综述和 Meta 分析遵循了 PRISMA 标准，检索了 Web of Science（WOS）的核心合集、PubMed、EBSCOHost、ScienceDirect、Cochrane Library、中国知网等电子文献数据库中 2020 年 10 月前公开发表的有关儿童青少年身体活动与近视关系中英文原始研究文献。身体活动与近视关系研究检索主题词基于以下 3 部分的组合：① 近视（检索英文 myopia／myopic／shortsightedness／nearsightedness／refractive error）；② 身体活动（检索英文 physical activity／physical activities／physical exercise／physical exercises／motor activity／motor activities／sports activity／sports activities）；③ 儿童青少年（检索英文 youth／youths／adolescent／adolescents／teenager／teenagers／child／children／student／students）。中文检索主题词包括：① 近视；② 身体活动／体力活动／体育活动／锻炼／体育锻炼；③ 儿童／青少年／学生。近距离行为与近视关系研究的检索主题词基于以下 3 部分的组合：① 近视（检索英文 myopia／myopic／shortsightedness／nearsightedness／refractive error）；② 近距离行为（检索英

文 near work／read／reading／write／writing／study／studying／homework／computer／TV／video games／telephone／pad）；③儿童青少年（检索英文 youth／youths／adolescent／adolescents／teenager／teenagers／child／children／student／students）。睡眠与儿童青少年关系研究检索主题词基于以下 3 部分的组合：①近视（检索英文 myopia／myopic／shortsightedness／nearsightedness／refractive error）；②睡眠（检索英文 sleep／sleeping）；③儿童青少年（检索英文 youth／youths／adolescent／adolescents／teenager／teenagers／child／children／student／students）。检索到的文献首先依次通过标题、摘要筛选；其次提取全文进行评估；最后对纳入研究的参考文献和本领域资深专家的相关研究进行人工检索，补充电子文献数据库检索遗漏文献。检索由两位研究者独立完成，出现分歧时，应咨询第三名研究者。

二、文献筛选

文献的纳入与排除标准有以下几点。

（1）纳入同行评议的英文期刊文献和中国知网的重要期刊文献（北京大学中文核心期刊、CSSCI、CSCD），排除非中英文文献、未发表的文献、会议摘要、学位论文。

（2）纳入儿童青少年的相关研究，排除关于婴幼儿、成人、动物、特殊人群如专业运动员、残疾人、糖尿病患者的研究。

（3）纳入观察性研究（横断面研究、队列研究、病例对照研究）与干预研究，排除综述、评述、病例报告，成组病例分析、质化研究等研究类型。

（4）纳入身体活动、近距离行为、睡眠与近视的相关研究，排除其他主题的研究。

（5）身体活动、近距离行为与近视的研究综述运用 Meta 分析方法分析文献数据，因为要满足 Meta 分析时需要对效应值进行合并的条件，所以这两部分纳入文献需要提供身体活动、近距离行为与近视关系的效应值及其 95% 的置信区间（confidence interval，CI，以下简称 CI）或有足够的数据能够计算出以上数值。

三、资料提取与质量评价

提取资料类型包括第一作者姓名、文献发表年份、研究人群基本情况（人数、年龄范围、国家地区）、视力测量方式、暴露因素、结局指标、身体活动与近视多元回归分析的 OR 值及 95%CI 或可以计算的相关数据、多元回归模型中调整的协变量等信息。

两名研究人员分别独立对纳入文献的质量进行评价，不一致的地方经过讨论后达成一致。采用 Combie 量表对纳入横断面研究的质量进行评价，Combine 量表包括设计是否科学、数据收集策略是否合理、是否报告样本应答率、样本是否对总体的代表性好、研究目的和方法是否合理、是否报告了检验效能和统计方法是否合理等 7 个条目，每个条目按照"是""否""不清楚"分别给予"1""0""0.5"分，因此，所有条目的总分为 7.0 分，总体得分≥6.0 分的研究为高质量研究，4.0~5.5 为中质量研究，<4.0 分为低质量研究；采用纽卡斯尔-渥太华量表（the Newcastle-Ottawa Scale，NOS）对纳入的队列研究的质量进行评价，NOS 包括研究人群的选择（暴露组的代表性、非暴露组的选择方法、暴露因素的确定方法、确定研究起始时是否确定结局指标）、组间可比性（暴露组和非暴露组的可比性）和结果测量（研究对于结果的评价是否充分、随访时间是否足够长、随访是否足够充分）三大部分，共 8 个评分条目，研究人群的选择和结果测量的每个条目的得分为 1（评估项目明确描述或呈现）或 0 分（评估项目描述不充分或缺失），而组间可比性根据研究控制混杂因素的情况分别给予"2""1""0"分，因此，所有条目的总分为 9 分，总体得分≥7 分的研究为高质量研究，4~6 分为中质量研究，<4 分为低质量研究。

四、统计分析

本综述应用 Stata12.0 软件进行 Meta 分析，选择 OR 值和 95%CI 为效应尺度进行合并效应值。Meta 分析之前，首先进行异质性检验，采用 I^2 检验来定量分析研究间的异质性，I^2 可以定量分析异质性的大小，取值范围为 0~100%，I^2 值越大，各研究间的异质性越大。$I^2 \leqslant 50\%$ 表示研究结果间统计学异质性较小，此时应选用固定效应模型来进行 Meta 分析；$I^2 > 50\%$ 表示研究结果间存在明显的统计学异质性，此时应采用随机效应模型来进行 Meta 分析，并对存在异质性的研究进行亚组分析和敏感性分析，探索异质性来源。绘制漏斗图并采用 Begg's 法和 Egger 直线回归分析检测文献有无发表偏倚。

第三节｜身体活动、近距离行为、睡眠对儿童青少年近视影响研究的基本特征

针对身体活动与儿童青少年近视的关系、近距离行为与儿童青少年近视的关系、睡眠与儿童青少年近视的关系 3 项研究主题，本章节阐述了文献的筛选流程及结果，讨论了研究的质量评价结果，并对于每项主题的研究基本特征如研究设计、研究样本、研究地域等进行了详细分析与描述。

一、身体活动对儿童青少年近视影响研究的基本特征

（一）文献筛选流程及结果

通过检索词在电子数据库检索到 133 篇文献。首先，将检索文献导入文献管理软件 NoteExpress3.2.0.7103，运用去重工具去除重复文献 12 篇；通过标题、摘要和关键字阅读，进一步排除非中英文文献、会议摘要、特殊人群或动物研究文献 13 篇；随后，对剩余的 108 篇文献进行全文阅读审核后，排除综述、评述及其他主题研究 80 篇；同时通过对纳入文献的参考文献和本领域资深专家的相关研究进行人工检索增补相关文献 2 篇；最后，对剩余的 30 篇文献进行效应值和 95%CI 或可以计算的相关数据进行查找，最终纳入 Meta 分析中的文献为 17 篇，包括纵向队列研究 7 篇和横断面研究 10 篇。具体检索步骤见图 6-1。

（二）纳入 Meta 分析文献的基本特征及文献质量评价

纳入研究文献的基本特征见表 6-1。纳入 Meta 分析的 17 项研究发表于 2002~2019 年，共有 78 268 名调查对象，来自 7 个国家：中国占 5 项，英国占 3 项，美国占 3 项，丹麦占 2 项，西班牙、韩国、土耳其和约旦各占 1 项。

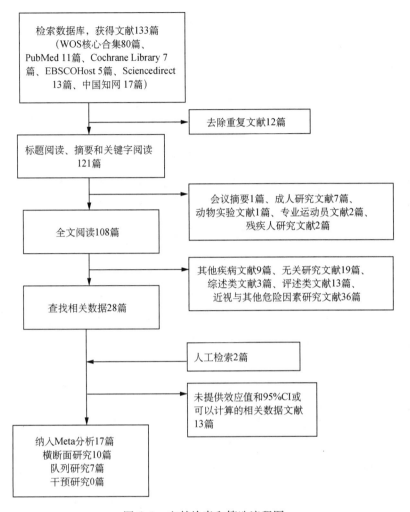

图 6-1　文献检索和筛选流程图

其中，聚焦于正视儿童青少年身体活动与近视发病关系的研究 12 项，探讨近视儿童青少年身体活动与近视进展关系的研究 5 项。调查人数少于 1 000 人的研究有 11 项，占纳入文献总量的 64.7%；调查人数大于 1 000 人的研究有 6 项，占纳入文献总量的 35.3%。暴露因素为身体活动时长，主要通过客观的加速度计测量或主观的自陈式问卷（或健康访谈）进行测量，其中，15 项研究采用自陈式问卷或父母问卷、健康访谈，2 项采用人体运动能耗检测仪（加速度计）测量。结局指标分为两类：与近视发病相关的结局指标为是否近视，与近视进展相关的结局指标为等效球镜度数的变化。其中，13 项研究采用自动验光仪、2 项研究采用标准对数视力表、1 项研究采用自陈式报告、1 项

表 6-1 纳入 Meta 分析文献的基本特征

序号	作者（年份）	参与者信息	研究设计	结果	文献质量
			近视发病—队列研究		
1	Jones (2007)	514 人，8~9 岁（美国）	视力测量：睫状肌麻痹，自动验光仪验光；近视定义：SER ≤ -0.75D；身体活动信息获取方式：自陈式问卷；随访时间 5 年	身体活动时长与近视发病关系：OR = 0.91, 95%CI = 0.87~0.95	中
2	Guggenheim (2012)	2 005 人，平均 11 岁（英国）	视力测量：未进行睫状肌麻痹，自动验光仪验光；近视定义：SE ≤ -1.00D；身体活动信息获取：连续佩戴 7 天加速度计；随访时间 4 年	身体活动时长与近视发病关系：OR = 0.88, 95%CI = 0.76~1.01	高
			近视发病—横断面研究		
1	Mutti (2002)	366 人，平均 13.7 岁（美国）	视力测量：睫状肌麻痹，自动验光仪验光；近视定义：SER ≤ -0.75D；身体活动信息获取：自陈式问卷	身体活动时长与近视发病关系：OR = 0.92, 95%CI = 0.86~0.97	高
2	Khader (2006)	1777 人，12~17 岁（约旦）	视力测量：自陈式问卷；近视定义：SER ≤ -0.75D 获取；身体活动信息：自陈式问卷	身体活动时长与近视发病关系：OR = 0.89, 95%CI = 0.86~0.93	中
3	Deng (2010)	147 人，6~18 岁（英国）	视力测量：未进行睫状肌麻痹，视网膜检影法；近视定义：SER ≤ -0.50D；身体活动信息获取：自陈式问卷	身体活动时长与近视发病关系：OR = 0.92, 95%CI = 0.84~0.99	高
4	杨建文 (2011)	2 311 人，8~18 岁（中国）	视力测量：标准对数视力表 5.0 或已佩戴近视眼镜；近视定义：任何一只眼近视力低于 5.0；身体活动信息获取：自陈式问卷	身体活动时长与近视发病关系：OR = 0.58, 95%CI = 0.42~0.81	中
5	Guo (2013)	681 人，平均 7.7 岁（中国）	视力测量：未进行睫状肌麻痹，自动验光仪验光；近视定义：SER ≤ -1.00D；身体活动信息获取：自陈式问卷	身体活动时长与近视发病关系：OR = 0.22, 95%CI = 0.05~0.96	中
6	杨汴生 (2013)	49 223 人，10~22 岁（中国）	视力测量：未进行睫状肌麻痹，标准对数视力表；近视定义：无报告；身体活动信息获取：自陈式问卷	身体活动时长与近视发病关系：OR = 0.91, 95%CI = 0.88~0.93	中
7	Gong (2014)	15 316 人，7~18 岁（中国）	视力测量：未进行睫状肌麻痹，自动验光仪验光；近视定义：SER ≤ -0.75D；身体活动信息获取：自陈式问卷	身体活动时长与近视发病关系：OR = 0.97, 95%CI = 0.88~1.08	中

（续表）

序号	作者（年份）	参与者信息	研究设计	结果	文献质量
8	O'Donoghue (2015)	661人，12~13岁（英国）	视力测量：睫状肌麻痹，自动验光仪验光；近视定义：SER ≤ -0.50D；身体活动信息获取：自陈式问卷	身体活动时长近视发病关系：OR=0.46, 95%CI=0.23~0.90	中
9	Jee (2016)	3 625人，12~19岁（韩国）	视力测量：未进行睫状肌麻痹，自动验光仪验光；近视定义：SER ≤ -0.50D；身体活动信息获取：健康访谈	身体活动时长与近视发病关系：OR=0.96, 95%CI=0.92~1.00	中
10	Lundberg (2018)	307人，14.3~17.5岁（丹麦）	视力测量：睫状肌麻痹，自动验光仪验光；近视定义：SER ≤ -0.50D；身体活动信息获取：连续佩戴7天加速度计	身体活动时长与近视发病关系：OR=1.03, 95%CI=0.90~1.18	高
近视进展-队列研究					
1	Jacobsen (2008)	143人，平均20岁（丹麦）	视力测量：睫状肌麻痹，自动验光仪验光；近视定义：SER ≤ -0.50D；身体活动信息获取：自陈式问卷	身体活动时长与近视进展关系：OR=0.18, 95%CI=0.04~0.32	中
2	Jones-Jordan (2012)	838人，6~14岁（美国）	视力测量：睫状肌麻痹，自动验光仪验光；近视定义：SER ≤ -0.75D；身体活动信息获取：自陈式问卷；随访时间2年	身体活动时长与近视进展关系：OR=1.03, 95%CI=0.97~1.08	高
3	Lin (2016)	222人，6~17岁（中国）	视力测量：睫状肌麻痹，自动验光仪验光；近视定义：SER ≤ -0.50D；身体活动信息获取：自陈式问卷；随访时间3年	身体活动时长与近视进展关系：OR=1.02, 95%CI=0.98~1.05	高
4	Öner (2016)	50人，9~14岁（土耳其）	视力测量：睫状肌麻痹，自动验光仪验光；近视定义：SER ≤ -0.50D；身体活动信息获取：自陈式问卷；随访时间2.5年	身体活动时长与近视进展关系：OR=1.00, 95%CI=0.99~1.00	中
5	Sanchez-Tocino (2019)	82人，5.5~15.3岁（西班牙）	视力测量：睫状肌麻痹，自动验光仪验光；近视定义：SER ≤ -0.50D；身体活动信息获取：自陈式问卷；随访时间1.5年	身体活动时长与近视进展关系：OR=0.43, 95%CI=0.19~0.97	高

注：SER，等效球镜度 OR，比值比；95%CI，95%的置信区间。

研究则采用视网膜检影法获取视力信息。总体而言，7 项研究为高质量，10 项研究为中质量，无低质量研究。

二、近距离行为对儿童青少年视影响研究的基本特征

（一）文献筛选流程及结果

通过检索词在电子数据库检索到 3 578 篇（中文 135 篇、英文 3 443 篇）文献。首先，将检索文献导入文献管理软件 NoteExpress 3.2.0.7103，运用去重工具去除重复文献 39 篇；通过标题、摘要和关键字阅读，进一步排除非中英文文献、会议摘要、特殊人群或动物研究 13 篇；随后，对剩余的 108 篇文献进行全文阅读审核后，排除综述、评述以及其他主题研究 80 篇；同时通过对纳入文献的参考文献和本领域资深专家的相关研究进行人工检索增补相关文献 2 篇；最后，对剩余的 30 篇文献进行效应值和 95%CI 或可以计算的相关数据进行查找，最终纳入到 Meta 分析中的文献为 25 篇，包括纵向队列研究 8 篇和横断面研究 17 篇。具体检索步骤见图 6-2。

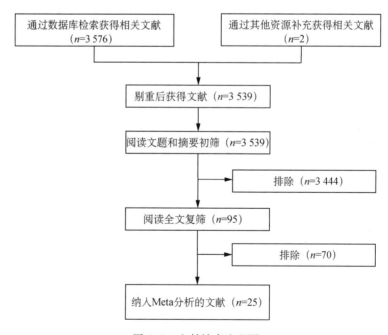

图 6-2　文献搜索流程图

（二）纳入 Meta 分析文献的基本特征及文献质量评价

本文所纳入的 25 篇文献的基本特征见表 6-2。所纳入的文献均发表于 2002~2020 年。其中，2002~2009 年、2010~2015 年和 2016~2020 年的发文量分别为 4 篇（16%）、9 篇（36%）和 12 篇（48%）。研究来自中国（17 篇，68%），美国（3 篇，12%），澳大利亚（2 篇，8%），荷兰、新加坡、韩国（各 1 篇，4%）。在研究类型方面，大多数文献（17 篇，68%）为横断面研究；少数文献（8 篇，32%）为队列研究。本文纳入的文献中，样本总量为 130 960 人，大部分研究（17 篇，68%）的样本量>1 000 人，年龄在 6~19 岁。14 篇（56%）文献的暴露因素为平均每天近距离行为的总时长，7 篇（28%）文献的暴露因素为单次近距离行为时长，4 篇（28%）文献则同时研究了平均每天近距离行为总时长与单次近距离行为时长。所有研究的结局指标均为儿童青少年的近视率，而对于近视的界定，17 篇（68%）文献为验光后其等效球镜度数（SER）≤-0.5D，4 篇（28%）文献为 SER≤-0.75D，2 篇（8%）文献为裸眼视力<5.0 为近视，另外 2 篇（8%）文献 1 篇由医生报告判断，1 篇（4%）未进行说明。同时，18 篇（72%）文献中的视力测量经过了散瞳。各文献质量评价得分为 4~8 分，其中 18（72%）篇高质量文献，7 篇（28%）中等质量文献。

三、睡眠对儿童青少年视影响研究的基本特征

（一）文献筛选流程及结果

通过检索主题词在电子数据库检索到 116 篇文献；首先，将文献导入文献管理软件 NoteExpress 3.2.0.7103，运用去重工具去除重复文献 25 篇；通过标题、摘要和关键字阅读，进一步排除无关研究 35 篇；随后，对剩余的 56 篇文献进行全文阅读审核后，排除综述、评述及其他主题研究 36 篇；同时通过对纳入文献的参考文献和本领域资深专家的相关研究进行人工检索，增补相关文献 3 篇；最终纳入到研究的文献为 23 篇，其中关于睡眠时间不足与儿童青少年近视相关的文献 8 篇，睡眠障碍与儿童青少年近视相关的文献 5 篇。具体检索和筛选流程见图 6-3。

表 6-2 纳入 Meta 分析文献的基本特征

序号	作者（年份）	研究类型	国家	例数	年龄	暴露因素	近视定义	是否散瞳	研究结果	文献质量
1	Mutti（2002）	横断面	美国	366	13~14	平均每天近距离工作总时长	SER≤-0.75D	是	近距离工作总时长是近视的风险因素	高
2	Ip（2008）	横断面	澳大利亚	2 339	11~15	单次连续近距离工作时长	SER≤-0.5D	是	单次近距离阅读≥30 min 是近视的风险因素	高
3	奉琪（2014）	横断面	中国	3 586	6~15	单次连续近距离工作时长	裸眼视力<5.0	否	持续用眼>30 min 近视的风险因素	中
4	郑文娟（2014）	横断面	中国	23 171	6~9	单次连续近距离工作时长	裸眼视力<5.0	否	每晚做作业时间>1 h，一次看电视持续时间超过40 min 是近视的风险因素	中
5	Huang（2014）	横断面	中国	88	7~9	平均每天近距离工作总时长	SER≤-0.5D	是	近距离工作总时长是近视的风险因素	高
6	吴宇（2015）	横断面	中国	5 443	16	单次连续近距离工作时长	未说明	否	持续读书写字≥40 min 近视的风险因素	中
7	Li（2015）	横断面	中国	1 770	10~15	近距离工作总时长，单次连续近距离工作时长	SER≤-0.5D	是	近距离工作总时长，单次近距离阅读≥45 min 是近视的风险因素	高
8	Lyu（2015）	横断面	中国	4 249	5~14	单次连续近距离工作时长	SER≤-0.5D	是	近距离工作总时长与近视无显著性相关，但单次近距离学习>1 h 是近视的风险因素	高
9	Wu（2015）	横断面	中国	4 677	16~18	平均每天近距离工作总时长	SER≤-0.75D	否	近距离行为总时长与近视无显著性相关	中
10	Zhou（2015）	横断面	中国	1 902	9~11	平均每天近距离工作总时长	SER≤-0.5D	是	近距离工作总时长与近视无显著性相关	高

（续表）

序号	作者（年份）	研究类型	国家	例数	年龄	暴露因素	近视定义	是否散瞳	研究结果	文献质量
11	Hsu（2016）	横断面	中国	11 590	8	平均每天近距离工作总时长	SER≤-0.5D	是	每天近距离工作时间2 h 以上的近视率显著高于比2 h 以下	高
12	Wu（2016）	横断面	中国	43 771	8~14	平均每天近距离工作总时长	医生判定为近视	否	每天近距离工作时间2 h 以上的近视率显著高于比2 h 以下	中
13	Giloyan（2017）	横断面	美国	1 092	5~19	近距离工作总时长,单次连续近距离工作时长	SER≤-0.5D	是	总近距离工作时间与近视无显著性相关,但单次连续阅读时间超过1 h 是近视的风险因素	高
14	Liu（2018）	横断面	中国	566	6~14	平均每天近距离工作总时长	SER≤-0.5D	是	近距离工作时长与近视无显著相关	高
15	Sun（2018）	横断面	中国	3 753	10~15	平均每天近距离工作总时长	SER≤-0.5D	是	每天近距离工作时间越长,其近视率越高	高
16	Hinterlong（2019）	横断面	中国	3 686	9~13	平均每天近距离工作总时长	SER≤-0.5D	否	每天近距离工作时间越长,其近视率越高	高
17	Kim（2020）	横断面	韩国	983	6~18	平均每天近距离工作总时长	SER≤-0.5D	否	每天4 h 近距离工作是近视的风险因素	高
18	Saw（2006）	队列	新加坡	994	7~9	平均每天近距离工作总时长	SER≤-0.75D	是	近距离工作总时长与近视无显著相关	高
19	Jones（2007）	队列	美国	514	8~9	平均每天近距离工作总时长	SER≤-0.75D	是	近距离工作总时长与近视无显著性相关	中
20	French（2013）	队列	澳大利亚	2 059	6,12	平均每天近距离工作总时长	SER≤-0.5D	是	一周近距离工作总时长≥19.5 h 是近视的风险因素	高

（续表）

序号	作者（年份）	研究类型	国家	例数	年龄	暴露因素	近视定义	是否散瞳	研究结果	文献质量
21	Tsai（2016）	队列	中国	6 089	7~8	平均每天近距离工作总时长	SER≤−0.5D	是	每天近距离工作时间 2 h 以上的近视率显著高于比 2 h 以下	高
22	You（2016）	队列	中国	4 814	6~10	近距离工作总时长，单次连续近距离工作时长	SER≤−0.5D	是	单次连续 30~40 min 近距离工作是近视的风险因素	高
23	Qi（2019）	队列	中国	522	14~16	平均每天近距离工作总时长，单次连续近距离工作时长	SER≤−0.5D	是	一周近距离工作总时长≥28 h，单次读写时间≥1 h 均为近视的风险因素	高
24	Tideman（2019）	队列	荷兰	2 136	6~9	单次连续近距离工作时长	SER≤−0.5D	是	单次连续近距阅读≥30 min 是近视的风险因素	高
25	Yao（2019）	队列	中国	800	14~16	单次连续近距离工作时长	SER≤−0.5D	是	单次连续读写时间超过 1 h 是近视的风险因素	高

注：SER，等效球镜度数。

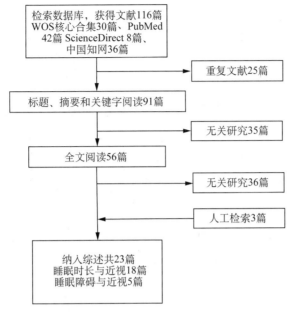

图6-3　文献检索和筛选流程图

（二）纳入研究文献的基本特征

纳入研究文献的基本特征，见表6-3和表6-4。纳入分析的23项研究发表于1998~2019年，来自3个国家：中国21项，韩国占1项，日本占1项。调查对象的年龄为4~22岁，2项队列研究，1项病例对照研究，其他20项均为横断面研究。近视率为6.6%~78.6%。

第四节 ｜ 研究结果分析

针对身体活动与儿童青少年近视的关系、近距离行为与儿童青少年近视的关系、睡眠与儿童青少年近视的关系3项研究主题，本章节总结与分析了各项研究的研究结果。在3项研究主题中，身体活动、近距离行为与儿童青少年近视的关系研究均采用Meta分析方法对效应指标进行汇总统计。但睡眠与儿童青少年近视关系的研究由于研究设计、研究样本、近视率等存在较大

表 6-3 纳入研究文献的基本特征

序号	作者（年份）	国家	调查人数/年龄	研究类型	近视定义	近视发病率/患病率	结果
1	Chen（1998）	中国	3 789 名/13~18 岁	横断面	SER≤-0.25D	54%	每日睡眠时长 5~6 h 与 7~8 h，近视率 OR=1.6
2	宋永红（2005）	中国	474 名/12~18 岁	横断面	裸眼视力≤1.0（小数视力表）	60.1%	每日睡眠时长<7 h(87.50%)，7~8 h(59.06%)，9~10 h(56.52%)，近视率存在显著性差异($X^2=7.58$, $P<0.05$)
3	刘长俊（2010）	中国	1 603 名/12~19 岁	横断面	裸眼视力≤4.9（5 分视力表）	51.3%	每日睡眠时长>8 h 与≤8 h，近视率 OR=0.57，95%CI(0.370~0.901)
4	方旺（2012）	中国	3 771 名/4~17 岁	横断面	SER≤-3D	59.2%	每日睡眠时长≥8 h 是近视的保护因素（估计参数=-0.313，$P=0.003$）
5	王子珺（2012）	中国	158 名/15~16 岁	横断面	未提供	80.4%	近视组(28.57%)和非近视组(40%)，每日睡眠时长>7 h 的人数和比例有差异，且差异存在统计学意义($X^2=6.148$, $P=0.0132$)
6	Gong（2014）	中国	15 316 名/6~18 岁	横断面	SER≤-0.75D	53.4%	每日睡眠时长<7 h 与>9 h，近视率 OR=4.07，95%CI(3.74~4.43)
7	李望（2014）	中国	3 017 名/6~11 岁	横断面	裸眼视力≤4.9（5 分视力表）	44.1%	随每日睡眠时长的增加，近视人数和比例明显减少($\beta=-0.168$, $P=0.006$)
8	海豹（2015）	中国	1 481 名/12~15 岁	横断面	SER≤-0.5D	未提供	每日睡眠时长是 ROC 曲线模型中预测近视率的重要因素
9	Jee（2016）	韩国	3 625 名/12~19 岁	横断面	SER≤-0.5D	77.8%	每日睡眠时长>9 h 与<5 h，近视率 OR=0.59，95%CI(0.38~0.93)
10	崔建峰（2016）	中国	11 060 名/7~18 岁	横断面	裸眼视力≤4.9（5 分视力表）	65.4%	近视学生和非近视学生平均每日睡眠时长的差异有统计学意义($X^2=280.099$, $P<0.01$)

（续表）

序号	作者（年份）	国家	调查人数/年龄	研究类型	近视定义	近视发病率/患病率	结果
11	郭雷（2016）	中国	59 198名/6~18岁	横断面	裸眼视力≤0.9（小数视力表）	63.52%	每日睡眠时长<8 h与≥8 h,近视率OR=1.515
12	许韶君（2016）	中国	8 030名/8~18岁	横断面	裸眼视力≤4.9（5分视力表）	69.03%	每日睡眠时长≥8 h与<7 h,近视率OR=0.80,95% CI（0.69~0.93）
13	Zhou（2017）	中国	894名/7~15岁	横断面	SER≤-0.5D	37.8%	每日充足睡眠时长与每日无充足睡眠时长,近视率OR=0.45,95%CI（0.24~0.85）
14	潘刚雷（2017）	中国	9 507名/12~16岁	横断面	裸眼视力≤4.9（5分视力表）	77.8%	每日睡眠时间≥8 h与<8 h,近视率OR=0.921,95% CI（0.886~0.959）
15	杨倩（2018）	中国	16 592名/17~18岁	横断面	SER≤-0.75D	58.0%	每日睡眠时长≥8 h与<8 h,近视率OR=0.615,95%CI（0.324~0.887）
16	赵文鹏（2018）	中国	18 381名/12~22岁	横断面	裸眼视力≤4.9（5分视力表）	73.43%	每日睡眠时长≥8 h与<8 h,近视率OR=0.76,95%CI（0.69~0.92）
17	Hua（2015）	中国	317名/6~14岁	纵向队列	裸眼视力≤1.0（小数视力表）	一年近视发病率6.6%	每日睡眠时长与一年SER下降幅度负相关（B=0.11D,95%CI:0.005~0.21,$P=0.039$）
18	劳雅琴（2019）	中国	1 120名/8~12岁	纵向队列	SER≤-0.5D	两年近视发病率13.5%	每日睡眠时长与两年SER下降幅度负相关（$\beta=0.368$,t值=24.898,$P=0.001$）

注:SER,等效球镜度数;OR,比值比;95%CI,95%的置信区间。

表6-4 纳入研究文献的基本特征

序号	文献	国家	调查人数/年龄	研究类型	近视定义	近视率	结果
1	林林(2013)	中国	354名/7~18岁	病例对照	SER≤-0.5D	无报告	PSQI*得分:近视组(4±2)>视力正常组(3±3),且差异有统计学意义(Z=-4.08,P<0.05);睡眠障碍是近视的危险因素[OR=1.21,95%CI(1.03~1.43)]。
2	张娟娟(2013)	中国	1052名/12~15岁	横断面	高度近视:SER<-6D;中度近视:-6D≤SER<-3D;轻度近视:-3D≤SER<-0.5D;视力正常:-0.5D≤SER<0.5D	78.6%	睡眠障碍患病率:近视组(21.5%)>视力正常组(15.6%),且差异具有统计学意义(X²=4.83,P<0.05);睡眠障碍患病率:高度近视组(44.0%)>中度近视组(24.9%)>轻度近视组(19.1%),且差异具有统计学意义(X²=10.97,P<0.05);睡眠障碍患病率:近视时间5~组(40.5%)>3~5年组(25.6%)>1~3年组(21.2%)>0~1年组(19.8%),且差异具有统计学意义(X²=9.26,P<0.05)。
3	Zhou(2015)	中国	1902名/9~11岁	横断面	SER均≤-0.5D	30.9%	睡眠抵触得分:近视组(16.1±5.09)>视力正常儿童(15.4±4.84),且差异具有统计学意义(P=0.005);CSHQ**(儿童睡眠习惯问卷)总分与近视率正相关OR=1.01,95%CI(1.00~1.02)。
4	Ayaki(2016)	日本	278名/10~19岁	横断面	高度近视:SER<-6D;轻度近视:-6D≤SER<-0.5D;视力正常:-0.5D≤SER<2.75D	54%	PSQI得分:高度近视组(4.52±2.12)>轻度近视组(3.56±2.58)>视力正常组(3.37±2.39),且差异具有统计学意义(P<0.01)。
5	Pan(2019)	中国	2346名/13~14岁	横断面	SER<-0.5D	29.5%	睡眠障碍与SER之间不存在显著性相关关系(Coefficient=0.12,95%CI:-0.10~0.34,P=0.29)。

注:SER,等效球镜度数;OR,比值比;95%CI,95%的置信区间;PSQI,匹兹堡睡眠质量分数;CSHQ,儿童睡眠习惯问卷。
* PSQI得分越高,睡眠障碍越严重。
** CSHQ总分越高,睡眠障碍越严重。

差异，不适合运用 Meta 分析整合其研究结果，因此本章节运用了定性系统综述法对于睡眠与儿童青少年近视关系研究结果进行描述与讨论。

一、身体活动对儿童青少年近视影响研究结果的 Meta 分析

（一）正视儿童青少年身体活动时长与近视发病的关系

12 项研究以是否近视为结局指标并报告了正视儿童青少年身体活动时长与近视发病的关系。首先对这 12 项研究进行异质性检验，研究间存在较为明显的统计学异质性（$I^2 = 58.7\% > 50\%$，$P = 0.005$），选用随机效应模型合并结果。Meta 分析结果如图 6-4 所示，合并 OR = 0.92（95% CI：0.89~0.95，$P = 0.005$），此结果表明正视儿童青少年身体活动时长与近视发病呈负相关关系，即正视儿童青少年身体活动时间每多 1 h 其近视发病概率就降低 8%（图6-4）。

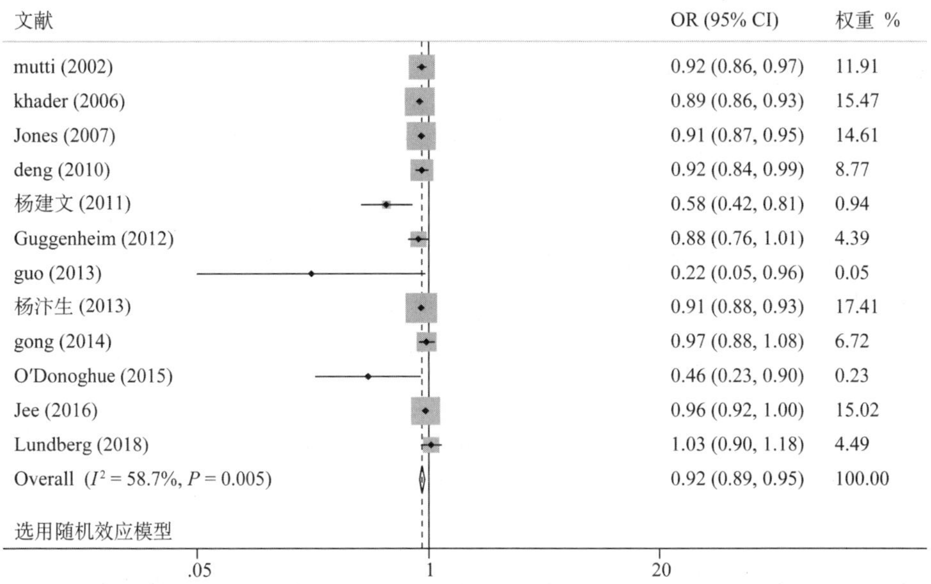

文献		OR (95% CI)	权重 %
mutti (2002)		0.92 (0.86, 0.97)	11.91
khader (2006)		0.89 (0.86, 0.93)	15.47
Jones (2007)		0.91 (0.87, 0.95)	14.61
deng (2010)		0.92 (0.84, 0.99)	8.77
杨建文 (2011)		0.58 (0.42, 0.81)	0.94
Guggenheim (2012)		0.88 (0.76, 1.01)	4.39
guo (2013)		0.22 (0.05, 0.96)	0.05
杨汴生 (2013)		0.91 (0.88, 0.93)	17.41
gong (2014)		0.97 (0.88, 1.08)	6.72
O'Donoghue (2015)		0.46 (0.23, 0.90)	0.23
Jee (2016)		0.96 (0.92, 1.00)	15.02
Lundberg (2018)		1.03 (0.90, 1.18)	4.49
Overall ($I^2 = 58.7\%$, $P = 0.005$)		0.92 (0.89, 0.95)	100.00
选用随机效应模型			
	.05　　　　　1　　　　　20		

图6-4　正视儿童青少年身体活动时长与近视发病相关关系森林图

为了探索异质性来源，相关人员对可能引起异质性的因素进行亚组分析，以研究类型、研究质量为分组变量进行亚组分析，研究结果显示，各分组研究间的异质性下降，说明研究类型、研究质量是异质性的重要来源。在研究

类型亚组中，2 项队列研究汇总效应值为 OR = 0.91（95%CI：0.87~0.95，$I^2 = 0.0\%$，$P = 0.616$），10 项横断面研究汇总效应值为 OR = 0.92（95%CI：0.88~0.96，$I^2 = 65.6\%$，$P = 0.002$）；队列研究和横断面研究的 OR 值及其 95%CI 均小于无效线 1，表示正视儿童青少年身体活动时长与近视发病呈负相关关系。在研究质量亚组中，如图 6-6 所示，4 项高质量研究汇总效应值为 OR = 0.92（95%CI：0.88~0.97，$I^2 = 4.4\%$，$P = 0.371$），8 项中质量研究汇总效应值为 OR = 0.91（95%CI：0.87~0.95，$I^2 = 70.0\%$，$P = 0.001$）；高质量和中质量研究的 OR 值及其 95%CI 均小于无效线 1，表示正视儿童青少年身体活动时长与近视发病呈负相关关系。

为了进一步探究异质性来源，相关人员对研究进行了敏感性分析，依次逐项剔除纳入的单个研究，与原分析结果一致，单项研究对合并结果影响不大，表示本次研究合并效应值结果较为稳定。并且，对纳入的 12 项研究分别采用 Begg's 法和 Egger 直线回归法进行发表偏倚检测，以各研究 OR 值为横坐标、OR 值标准误为纵坐标绘制漏斗图，纳入研究的各点基本呈漏斗状排列，Begg's 法（$Z = 1.03$，$P = 0.304$）与 Egger 直线回归法（$t = -1.38$，$P = 0.197$）均显示无明显发表偏倚。

（二）近视儿童青少年身体活动时长与近视进展的关系

图 6-5 中的 5 项队列研究以近视发病之后的进展为结局指标报告了近视儿童青少年身体活动时长与其近视进展的关系，并对 5 项研究进行异质性检验，研究结果显示，研究间存在较小的统计学异质性（$I^2 = 76.4\% \geqslant 50\%$，$P = 0.002$）。选用随机效应模型进行 Meta 分析，合并效应值结果如图 6-5 所示，OR = 1.01（95%CI：0.96~1.06，$P = 0.002$），分析结果表明近视儿童青少年身体活动时长与近视进展无相关关系。因纳入文献较少，不进行亚组分析和发表偏倚检测。

二、近距离行为时长对儿童青少年近视研究结果的 Meta 分析

（一）近距离行为总时长对儿童青少年近视研究结果的 Meta 分析

图 6-6 中有 18 篇文献研究近距离行为总时长与儿童青少年近视的关系，相关人员对纳入文献进行异质性检验，文献间存在显著的异质性（$I^2 = $

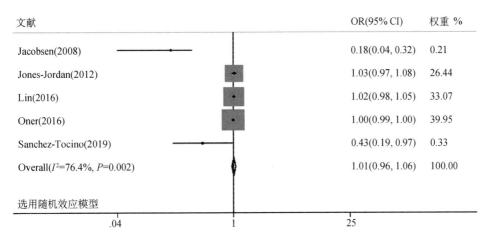

图6-5　近视儿童青少年身体活动时长与近视进展相关关系森林图

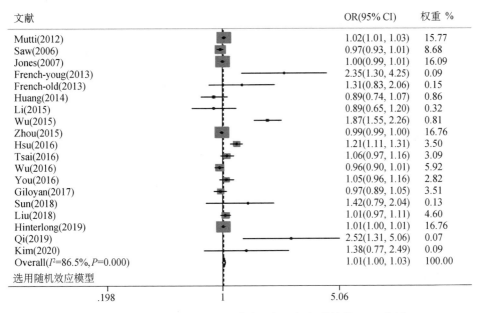

图6-6　近距离行为总时长与儿童青少年近视相关性的 Meta 分析

86.5%，$P<0.001$），故选用随机效应模型。Meta 分析结果显示，近距离行为总时长与儿童青少年近视无关（OR = 1.01，95%CI：1.00～1.03）。按照研究类型进行亚组分析，结果显示（表6-5），横断面研究（OR = 1.02，95%CI：1.00～1.04）中，近距离行为总时长不是儿童青少年近视的危险因素，而队列研究（OR = 1.03，95%CI：0.97～1.09）中，近距离行为总时长也不是儿童青少年近视的危险因素。按照地域进行亚组分析，东亚和东南亚地区（OR = 1.07，95%CI：

1.01~1.13）中，近距离行为总时长是儿童青少年近视的危险因素，而其他地区（OR=1.01，95%CI：1.00~1.02）中，近距离行为总时长不是儿童青少年近视的危险因素。逐一剔除纳入研究进行敏感性分析，Meta 分析结果并未发生显著性改变，说明单个研究对总体结果影响不大，Meta 分析结果较为稳定。

表6-5　近距离行为总时长与儿童青少年近视相关性的亚组分析

分类依据		纳入研究数	异质性检验		OR（95%CI）
			I^2	P 值	
研究类型	横断面研究	12	90.2%	0.000	1.02（1.00，1.04）
	队列研究	6	72.3%	0.001	1.03（0.97，1.09）
地区	东亚和东南亚	13	69.5%	0.000	1.07（1.01，1.13）
	其他	5	86.1%	0.006	1.01（1.00，1.02）

（二）单次连续近距离行为时长对儿童青少年近视研究结果的 Meta 分析

图6-7 中有 11 篇文献研究单次连续近距离行为时长与儿童青少年近视的关系，相关人员对纳入文献进行异质性检验，文献存在显著的异质性（I^2=66.0%，$P<0.05$），故采用随机效应模型。Meta 分析结果显示，单次连续近距离行为时长是儿童青少年近视的危险因素（OR=1.25，95%CI：1.13~1.39）。按照研究类型进行亚组分析结果显示，横断面研究（OR=1.28，95%CI：

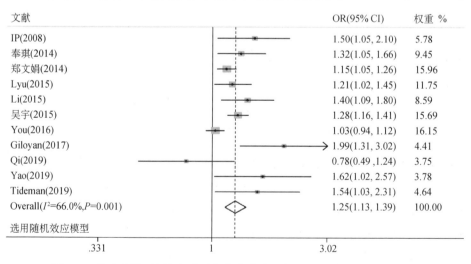

图6-7　单次连续近距离行为时长与儿童青少年近视相关性的 Meta 分析

1.17~1.40）中，单次连续近距离行为时长是儿童青少年近视的危险因素，而队列研究（OR=1.17，95%CI：0.88~1.54）中，单次连续近距离行为时长不是儿童青少年近视的危险因素。按照地域进行亚组分析结果显示，东亚和东南亚地区（OR=1.19，95%CI：1.08~1.31）中，单次连续近距离行为时长是儿童青少年近视的危险因素，其他地区（OR=1.64，95%CI：1.31~2.05）中，单次连续近距离行为时长是儿童青少年近视的危险因素（表6-6）。逐一剔除纳入研究进行敏感性分析，Meta分析结果并未发生显著性改变，说明单个研究对总体结果影响不大，Meta分析结果较为稳定。

表6-6　单次连续近距离行为时长与儿童青少年近视相关性的亚组分析

分类依据		纳入研究数	异质性检验		OR（95%CI）
			I^2	P 值	
研究类型	横断面研究	7	42.5%	0.107	1.28（1.17，1.40）
	队列研究	4	65.2%	0.035	1.17（0.88，1.54）
地区	东亚和东南亚	8	64.0%	0.007	1.19（1.08，1.31）
	其他	3	0.0%	0.557	1.64（1.31，2.05）

（三）发表偏倚

使用Begg's法和Egger直线回归法对近距离行为总时长、单次连续近距离行为时长与儿童青少年近视相关研究进行定量发表偏倚分析结果显示（表6-7），Begg's法和Egger直线回归法结果均显示，近距离行为总时长、单次连续近距离行为时长与儿童青少年近视均不存在发表偏倚（$P>0.05$）。

表6-7　近距离行为时长与儿童青少年近视相关研究的发表偏倚分析

因素	纳入研究数	Begg's 法		Egger 直线回归法	
		Z 值	P 值	t 值	P 值
近距离行为总时长	18	1.47	0.142	2.00	0.061
单次连续近距离行为时长	11	1.09	0.276	1.95	0.083

三、睡眠对儿童青少年近视研究结果的分析

睡眠时间不足和近视均为亚洲人常见的健康问题，因此在亚洲人群中研

究两者之间关系十分重要。早在 1998 年，一项台湾的近视流行病学调查就显示，睡眠时间不足是儿童青少年近视的重要危险因素。有调查研究发现，每日睡眠时长为 5~6 h 的 6~18 岁的儿童青少年平均屈光度为 -3.14D，远低于每日睡眠时长为 7~8 h 儿童青少年的 -1.76D，每日睡眠时长为 5~6 h 的儿童青少年近视患病的概率比每日睡眠时长为 7~8 h 的儿童青少年高 60%。韩国国民健康和营养调查对 3 625 名 12~19 岁韩国儿童青少年睡眠和近视情况的调查结果显示，中高度近视儿童青少年每日睡眠时长不足 7 h，轻度近视儿童青少年每日睡眠时长也仅有 7.2 h，显著低于视力正常儿童青少年的 7.4 h；在调整性别、年龄、身高、教育水平、社会经济地位及身体活动等影响因素并分析后发现，每日增加睡眠时间 1 h，SER 可增加 0.1D，每日睡眠时长多于 9 h 比每日睡眠时长不足 5 h 儿童青少年患近视的概率低 41%。北京的一项针对 6~18 岁儿童青少年的调查研究显示，每日睡眠时长不足 7 h 的儿童青少年近视率为 68.45%，远高于每日睡眠时长超过 9 h 的 34.80%，在调整了年龄、性别、父母近视、读写时间、每日运动时间、每日看电视时间等影响因素并进行分析后发现，每日睡眠时长与儿童青少年近视高度负相关。武汉的一项对 7~15 岁儿童青少年父母的调查研究也显示，视力正常组中有 96.2% 的父母能保证儿童青少年每日有充足的睡眠时间，而近视组中只有 87.6% 的父母能保证儿童青少年每日有充足的睡眠时间；每日有充足睡眠的儿童青少年比没有充足睡眠的儿童青少年患近视的概率低 45%。

除此之外，来自河北、湖北、广东、上海、河南、天津、辽宁、安徽、浙江、四川、山东、江苏等地的研究也显示，儿童青少年每日睡眠时间越长，近视患病率就越低，睡眠时间不足可能是儿童青少年近视的重要危险因素之一。尽管多数研究认为每日睡眠时长与近视有显著的相关关系，但这种相关关系仅存在于夜间睡眠中，午睡时长与近视并无显著相关关系。

除了每日睡眠时长与近视有相关关系外，睡眠障碍也与近视有着密切的联系。日本一项对 278 名 10~19 岁儿童青少年睡眠障碍与近视情况的调查研究显示，高度近视儿童青少年平均入睡时间比视力正常儿童青少年晚约 74 min；综合比较高度近视、轻度近视、视力正常儿童青少年睡眠障碍和近视情况后发现，近视屈光度越高，睡眠障碍越严重。张娟娟等调查了徐州市 1 052 名 12~15 岁儿童青少年睡眠障碍和近视的发生情况，结果显示，近视儿童青少年睡眠障碍患病率高于视力正常儿童青少年，且近视屈光度越高、近视时间越长，睡眠障碍患病率越高；多因素回归分析结果显示，睡眠障碍与儿童青少年近视显著正相关。Zhou 等调查了北京 1 902 名 9～11 岁儿童青少年睡眠障碍与近视的情况后发现，近视儿童青少年睡眠抵触显著高于视力正常儿童青少年，近视儿童青少年更容易出现睡眠障碍。林林等对 354 名山东儿童青少年的调查研究也显示，近视儿童青少年睡眠障碍严重程度高于视力正常儿童青少年，睡眠障碍是儿童青少年近视的危险因素。然而，也有少数研究认为，睡眠障碍与儿童青少年近视的关联性不强。Pan 等对云南墨江 2 346 名 7 年级儿童青少年进行调查，在运用倾向得分匹配法对混杂因素进行控制后发现，睡眠障碍与近视屈光度的相关性并不显著。经过比较分析发现，现有研究对睡眠障碍与儿童青少年近视关联性报告不一致的原因可能有：①不同研究中研究对象的年龄和近视率有较大差异，研究对象年龄和近视率的差异可能会造成回归分析结果的偏倚；②用于评价儿童青少年睡眠障碍的量表不同（PSQI 和 CSHQ），可能在评估儿童青少年睡眠障碍时不一致；③对影响儿童青少年近视混杂因素不同的控制方法也可能会对最终结果产生影响。

第五节　身体活动、近距离行为、睡眠影响近视的生物学机制

针对身体活动与儿童青少年近视的关系、近距离行为与儿童青少年近视的关系、睡眠与儿童青少年近视的关系 3 项研究主题，本章节基于第四节中的各项研究综述结果，解读与分析研究结果，并从生物学角度分析身体活动、近距离行为、睡眠影响近视的机制机制。

一、身体活动影响儿童青少年近视的机制

对于正视儿童青少年身体活动时长与近视发病呈负相关的原因，目前医学领域持有 3 种不同的解释与观点。第一种观点认为，儿童青少年在参加身体活动时双眼要持续交替视远、视近，睫状肌交替完成放松、收缩，增加了睫状肌调节的灵活性和准确性，从而避免了正视儿童青少年假性近

视的形成，也避免了儿童青少年假性近视向真性近视的转化，从而降低了近视发病率。第二种观点认为，适当的身体活动可以改变儿童青少年正视化过程中信号级联放大系统或增加脉络膜血流量来抑制眼球拉长，从而预防近视。第三种观点则认为是户外因素而非身体活动本身是正视儿童青少年身体活动预防近视发病的重要原因，这种观点认为儿童青少年身体活动多发生在户外，户外阳光照射可以增加多巴胺的释放，从而抑制眼轴的增长，降低近视发病率。因此，虽然本书证实了正视儿童青少年身体活动时长与近视发病的负相关关系，但后续的研究有必要将儿童青少年的室内与户外身体活动进行区分，或者控制其活动场地因素，从而了解与探讨儿童青少年身体活动与近视的相关关系是否与户外因素有关。

另一重要的 Meta 分析结果是近视儿童青少年身体活动时长与近视进展无相关关系，此结果表明对于已形成近视的儿童青少年而言，增加其身体活动时长，近视进展的概率并不会降低，这与 Xiong 等的综述结论相类似，目前相关研究还未对此结果进行针对性解释。一种猜想认为，眼球生长可能存在多种控制机制，控制近视发病和控制近视进展的生理机制可能不同。雏鸡近视离焦实验证明，在近视发病和近视进展过程中，视网膜的基因表达有所不同，但这种基因表达的差异还未在人体实验中得到证实；也有猜想认为，身体活动时长对近视进展的影响可能存在阈值效应，身体活动时长需达到一定阈值才会对近视进展产生影响。因为儿童青少年身体活动与近视进展的相关研究还较少，且不同研究间的结论差异较大，所以还无法确定当前研究是否存在发表偏倚，后续还需要更多高质量的研究验证结论的可靠性及探究近视进展的生理机制。

二、近距离行为影响儿童青少年近视的机制

多项研究认为，近距离行为是儿童青少年近视的重要危险因素，但近距离行为总时长和单次近距离行为的时长对儿童青少年近视的影响仍然值得探讨。本研究结果显示，近距离行为总时长不是儿童青少年近视的危险因素或者至少是一个微弱的风险因素，本研究纳入的近距离行为总时长与儿童青少年近视的 19 个研究中，大部分研究（14/19）的研究结果表明，近距离行为总时长并不是儿童青少年近视的危险因素。而单次近距离行为时长更可能是儿童青少年近视的危险因素，本研究纳入的单次连续近距离

行为时长与儿童青少年近视的 11 个研究中，只有 2 个研究显示单次连续近距离行为时长不是儿童青少年近视的危险因素，而大部分的研究（9/11）结果表明，单次连续近距离行为时长是儿童青少年近视的重要危险因素。

近距离行为时，物像聚焦于视网膜后方，形成远视离焦状态。为了补偿光学效应的不足，大脑会产生信号，加速眼球伸长，从而引起近视。Benavente-Perez 等在动物实验中，给 16 只绒猴戴上 -5D 的负镜，模拟远视离焦状态，8 只绒猴自始至终带着负镜，而另外 8 只绒猴则每天会定时摘下负镜以打破远视离焦状态，8 周后测量两组绒猴的眼球数据，结果显示，每天定时摘下负镜绒猴的屈光度变化幅度远远小于自始至终带着负镜的绒猴。动物实验表明，打破远视离焦状态对防控近视有很好的效果，这可能也是单次近距离行为时长对儿童青少年近视影响更大的原因。

三、睡眠影响儿童青少年近视的机制

一种解释认为，睡眠能够让睫状肌休息并恢复弹性，从而预防近视发病或延缓近视进展。也有研究认为，大量近距离行为和少量户外活动的日常学生活动模式挤占了学生的睡眠时间，造成儿童青少年睡眠时间不足。因此，引起儿童青少年近视的根本原因不是睡眠时间不足，而是近距离行为过度和户外活动过少。

但更多的研究认为，睡眠时间不足和睡眠障碍导致的昼夜节律紊乱才是引起儿童青少年近视的根本原因。儿童青少年每日需要 8~10 h 睡眠，但学业压力大等原因使儿童青少年睡眠节律延迟非常普遍，学校上学时间在儿童青少年时期普遍较早，许多儿童青少年无法达到此标准，睡眠时间严重不足。中国居民营养与健康状况监测资料显示，我国 6~17 岁儿童青少年平均每日睡眠时间不足的比例高达 69.8%。同时学业压力过大也会引起入睡困难、失眠等睡眠障碍，睡眠时间不足和睡眠障碍共同造成了儿童青少年昼夜节律紊乱。

光线对调节睡眠和昼夜节律非常重要，光/暗周期信号刺激光敏感视网膜神经节，通过视神经将信号传递到视交叉上核（母生物钟），接着将信号传入下丘脑的室旁核，然后通过多突触途径到达松果体并产生褪黑素，从而使体内褪黑素水平呈昼夜性节律变化，褪黑素通过激活 MT1 和 MT2 受体来调节睡眠和昼夜节律。同时，褪黑素可明显增加脑内 γ-氨基丁酸的含量，

而 γ-氨基丁酸的含量对睡眠觉醒周期的调节起着极其重要的作用。儿童青少年入睡前在灯光下学习、看电视、看手机等光线信号会刺激视交叉上核（母生物钟）从而抑制褪黑素的分泌，产生睡眠障碍，与睡眠时间不足共同引起外周生物钟（包括视网膜生物钟）紊乱，从而影响视网膜昼夜节律。而视网膜昼夜节律是调节眼球屈光发育信号机制的中心，视网膜神经递质反应与视网膜生物钟相互作用后控制眼球生长和眼球大小的日节律，从而调节眼球的屈光发育，因此睡眠时间不足和睡眠障碍可能是儿童青少年近视的危险因素。

第七章

身体活动、户外时间与上海市儿童青少年近视的关系研究

第一节 | 研究背景

在众多的近视相关因素中,户外时间、身体活动与近视防控的关系是近些年国外学术界密切关注的焦点。户外时间是指发生在户外的休息与活动时间的总和,对于学龄儿童青少年而言,户外散步、在草地上晒太阳、玩耍、上学来回路途、课间户外休息、体育课、室外运动时间等都属于户外时间。目前,国外相关研究结果基本一致,户外时间与近视风险呈负相关,即户外时间是儿童青少年近视的保护因素。但对于身体活动与儿童青少年近视的关系,大部分研究认为儿童青少年身体活动与近视之间存在负相关关系,即身体活动对儿童近视发病与进展起着保护性作用。然而,有学者认为部分身体活动发生在户外,户外暴露因素而非活动本身是降低儿童近视发病风险的重要因素。由此,这些学者提出身体活动是否独立于户外因素而影响儿童青少年的视力发展应在后续研究中予以关注。

在我国,众多研究探讨了户外时间与近视的关系,同样发现了增加户外时间可以有效防控中国儿童青少年近视的发生与发展。只有一项研究聚焦于身体活动与儿童近视的关系,此研究结论显示身体活动是儿童近视的保护因素,但对于身体活动应该达到何种强度才能在预防儿童青少年近视中起到最大的效力还未进行过探讨,也未有研究论证过身体活动对于儿童近视的影响是否与户外因素有关。有鉴于此,本研究旨在:①通过测量与调查了解上海市儿童的近视率、不同强度的身体活动水平及户外时间情况,并研究这些变量在性别及学段之间存在的差异;②探索不同强度的身体活动、户外时间与儿童近视风险的关系;③分析身体活动、户外时间与儿童近视风险的关系是否独立存在。通过本研究可以厘清身体活动、户外时间与儿童青少年近视的关系,同时研究结果可以为制订改善视力健康的干预方案提供依据,从而有效防控儿童青少年近视。

第二节 | 研究方法

基于 2018 年全国儿童青少年近视调研数据，国家卫生健康委于 2019 年提出，我国青少年近视问题在低年龄段尤为突出，小学和初中阶段是我国近视防控的重点，因此，本研究聚焦于小学、初中两个学段的学生。同时，采用医学测量法测量儿童青少年视力，运用仪器测量法测量儿童青少年不同强度身体活动时间，采用问卷调查法了解基本信息与户外时间。本研究通过了上海体育学院伦理委员会的伦理审查。

一、测量与调查对象

本研究采用分层整群抽样的方法，首先从上海市 19 个区县中以市区和郊区为考虑因素随机抽取了 2 个中心城区（黄浦区、静安区）和 2 个郊区（宝山区、松江区），每个区随机抽取 1 所小学和 1 所初中，共 8 所学校，从每所小学的 3~5 年级和初中的 6~9 年级中每个年级随机选取 2 个班级，共计选取 28 个班级 1 138 名学生。发放签署家长知情同意书后，共 1 053 名学生愿意参与本项研究。排除眼部器质性病变、双眼视觉功能异常及正在佩戴角膜塑形镜的 76 名学生，共有 977 名学生参与了本项研究。本研究运用 Actigraph GT3X 型人体运动能耗监测仪（简称加速度计）对 977 名学生进行一周不同强度身体活动的测量。按照 Anderson 等于 2005 年提出的身体活动有效筛选标准，每天佩戴时间不少于 10 h 为 1 个有效日，1 周至少佩戴 3 个有效日（2 个上学日+1 个周末日）为有效身体活动数据。通过数据分析，在 977 名参与测试的学生中，724 名学生的身体活动测试数据达到有效标准，为有效数据，有效率为74.1%。对 724 名具备有效身体活动测试数据的儿童进行问卷调查，回收问卷 709 份，其中，有效问卷 668 份，问卷的有效回收率为92.3%。其中，男生 359 人，女生 309 人，小学 3~5 年级学生共 337 人，初中 6~9 年级学生共 331 人。

二、视力测量

本研究使用标准对数视力表检测裸眼视力，视力检测数据主要来自上海市各中小学体质健康调查中的标准对数视力表检测结果。由检测组安排专人、专项检测。检测人员经严格培训、考核；现场质控符合要求。按先右后左顺序，检查裸眼视力。视力表与学生视线保持平视，学生距视力表 5.0 m，裸眼视力≥5.0 者为视力正常，至少一侧裸眼视力低于 5.0 者为视力不良。

三、身体活动测量

测试前，由测试员讲解本研究的目的及佩戴加速度计的规范和注意事项，然后向受试学生发放仪器。受试学生将加速度计通过一根有弹性的袋子佩戴在右髋部，在接受测量的一周内连续 7 天必须佩戴仪器（睡觉、洗澡或游泳时可以取下）。佩戴加速度计中，受试学生正常参与学校的学习、活动及日常生活。为提高数据的有效性，测试员每天去学校检查与监督学生佩戴仪器的情况。加速度计从发放的第二天凌晨 0 点开始记录数据，直至第 8 天由测试员将其收回。测试完成后，运用加速度计分析软件——Actilife 6.5 软件对数据进行有效性筛选和统计分析，采用 30 s 的时间间隔记录加速度测量数据，加速度计记录数据时是以"count"为计量单位记录的，而根据 count 值将身体活动可分为不同的强度。本研究选取的是 Zhu 等于 2013 年研制的符合中国儿童的强度分类标准，将身体活动分为了低强度活动、中等强度活动和高强度活动 3 个等级。本研究选取平均每天的 3 种不同强度活动时间作为青少年身体活动数据进行分析。

四、户外时间与基本信息调查

问卷分为两部分。第一部分为受访者的基本信息及混杂因素信息，包括年龄、性别、年级、父母是否近视、平均每天近距离行为时间（包括阅读、书写、使用电子设备、乐器练习）等。第二部分为户外时间问卷，采用了 Guggenbeim 等于 2017 年所编制的户外时间量表，此量表由学生自我报告周一至周五学习日平均每日户外时间（h/d）及双休日每日户外时间（h/d），然后通过公式（学习日每日户外时间×5+双休日每日户外时间×2）/7 计算出过去 7 天平均每天的户外时长。问卷由两位作者当面发放及回收，填写时间约为 10 min。

五、统计学分析

运用 SPSS19.0 对数据进行统计与分析。运用卡方检验对不同性别（男生和女生）与学段（小学和初中）学生的近视率差异进行分析，运用独立样本 t 检验对于不同性别和学段学生的身体活动与户外时间差异进行分析。由于遗传因素及学习阅读、使用电子产品等近距离行为是我国儿童青少年的风险因素，在控制了性别、年龄、父母是否近视、每天近距离行为时间等混杂因素的前提下，运用多层二分类逻辑回归分析身体活动、户外时间与儿童近视率的关系，计算相对 OR 及 95%CI。

第三节 | 研究结果

一、受试者近视率、身体活动、户外时间及性别学段差异

视力测量结果显示，在 668 名学生中，375 名学生测试结果为不良视力，近视率为 56.1%。卡方检验结果显示，近视率性别差异无统计学意义（$X^2 = 0.71$，$P = 0.401 > 0.05$），独立样本 t 检验结果显示，高等强度身体活动时间性别差异显著（$t = 2.22$，$P = 0.027 < 0.05$），通过均值比较发现男生高等强度活动时间（M = 11.04，SD = 5.56）均高于女生（M = 8.51，SD = 3.67）。但男生与女生的低强度身体活动（$t = -1.01$，$P = 0.313 > 0.05$）、中等强度身体活动（$t = 0.79$，$P = 0.431 > 0.05$）及户外时间（$t = -0.83$，$P = 0.429 > 0.05$）无显著性差异。

在学段差异方面，小学和初中阶段学生的近视率（$X^2 = 3.68$，$P = 0.043 < 0.05$）存在显著差异，初中学生的近视率（32.7%）显著高于小学学生（23.8%）。独立 t 检验分析结果发现，小学学生平均每天的低强度（$t = -2.93$，$P = 0.003 < 0.01$）和中等强度身体活动时间（$t = -4.77$，$P < 0.001$）存在显著性学

段差异，通过均值比较发现小学阶段学生每天的低强度（M = 40.44 与 33.09，SD = 22.82 与 21.91）和中等强度身体活动时间（M = 16.88 与 9.82，SD = 10.95 与 7.01）比初中阶段学生更长。而小学生与初中生的高等强度身体活动（$t = 1.32$，$P = 0.187 > 0.05$）和户外时间（$t = 0.08$，$P = 0.939 > 0.05$）无显著性差异（表 7-1）。

表 7-1　身体活动、户外时间的性别与学段差异

	总体（$n = 668$）M（SD）	男生（$n = 359$）M（SD）	女生（$n = 309$）M（SD）	t 值	小学生（$n = 337$）M（SD）	初中生（$n = 331$）M（SD）	t 值
低强度身体活动	36.79（22.56）	35.61（22.95）	38.17（22.09）	−1.01	40.44（22.82）	33.09（21.91）	−2.93 **
中等强度身体活动	13.38（9.41）	13.93（9.84）	12.74（18.90）	0.79	16.88（10.95）	9.82（7.01）	−4.77 **
高等强度身体活动	9.81（4.76）	11.04（5.56）	8.51（3.67）	2.22 *	10.61（5.64）	9.11（3.78）	1.32
户外时间	1.29（0.47）	1.31（0.47）	1.28（0.46）	−0.83	1.31（0.46）	1.29（0.47）	0.08

　＊$P < 0.05$；＊＊$P < 0.01$。

二、身体活动、户外时间与儿童青少年近视的关系

本研究运用多层二分类逻辑回归分析，已有研究表明，人口学变量如性别、年龄、父母近视、近距离用眼时间都会影响儿童视力，因此，本文将这些要素归为混杂因素纳入回归方程模型中作为调整变量。第 1 步将学生是否近视作为因变量，将学生不同强度身体活动时间和混杂因素作为自变量，分别建立多因素回归方程了解调整与控制混杂因素的前提下低、中、高强度身体活动分别与学生近视的关系。模型 2 将混杂因素与户外时间作为自变量同时引入回归方程，建立多因素回归分析，从而探讨调整了混杂因素后户外时间与近视的关系。模型 3 则将身体活动水平、户外时间、混杂因素同时引入回归方程，从而探讨在调整混杂因素前提下，身体活动、户外时间对于近视的影响是否相互独立存在。

逻辑回归结果显示（表 7-2）：在模型 1 中，回归分析结果显示，在调整了混杂因素的条件下，低、中、高强度身体活动 3 个要素中，与近视风险有关的因素有中等强度身体活动时间（OR = 0.890，95% CI：0.981～0.997，$P = 0.039 < 0.05$），OR 值小于 1，中等强度身体活动是学生近视发生的保护因

素，即学生中等强度的身体活动时间越长，学生近视的风险越低。在模型 2 中，多因素回归分析结果显示，当调整了混杂因素的条件下，户外时间与近视风险的关系呈统计学意义（OR = 0.685，95% CI：0.484 ~ 0.969，P = 0.033<0.05），OR 值小于 1，此结果表明户外时间为降低学生近视率的保护因素，即学生户外时间越长，学生近视的风险越低。在模型 3 中，分析结果显示，在调整了混杂因素的前提下，身体活动以及户外时间同时进入回归方程，中等强度身体活动与近视仍保持显著性关联（OR = 0.891，95% CI：0.981 ~ 0.998，P = 0.041<0.05），此结果表明身体活动与近视风险的关系独立于户外时间因素。

表 7-2　身体活动、户外时间与近视风险关系的逻辑回归分析

影响因素	模型 1 OR 值 (95%CI)	P 值	模型 2 OR 值 (95%CI)	P 值	模型 3 OR 值 (95%CI)	P 值
低强度身体活动	1.001 (0.996~1.006)	0.698	—	—	1.001 (0.996~1.006)	0.678
中强度身体活动	0.890 (0.981~0.997)	0.039	—	—	0.891 (0.981~0.998)	0.041
高强度身体活动	1.002 (0.991~1.013)	0.735	—	—	1.002 (0.991~1.103)	0.735
户外时间	—	—	0.685 (0.484~0.969)	0.033	0.686 (0.484~0.973)	0.034
性别						
女生	参考变量		参考变量		参考变量	
男生	1.271 (0.915~1.768)	0.150	1.270 (0.915~1.763)	0.153	1.255 (0.903~1.747)	0.178
年龄	1.375 (1.178~1.605)	<.001	0.391 (1.193~1.662)	<.001	1.372 (1.175~1.602)	<0.001
父母近视程度						
父母双方正视	参考变量		参考变量		参考变量	
父母一方近视	1.759 (1.253~2.471)	<0.001	1.783 (1.272~2.499)	<0.001	1.763 (1.254~2.180)	<0.001
父母双方近视	2.108 (1.477~3.007)	<0.001	2.130 (1.494~3.037)	<0.001	2.093 (1.465~2.990)	<0.001
近距离行为时间	1.863 (1.271~2.853)	<0.001	1.892 (1.283~2.935)	<0.001	1.886 (1.279~2.902)	<0.001

注：模型 1，低、中、高强度身体活动与混杂因素进入回归方程；模型 2，户外时间与混杂因素进入回归方程；模型 3，低、中、高强度身体活动、户外时间、混杂因素进入回归方程。

第四节 | 分析与讨论

国内外许多研究探讨了户外时间与儿童近视的关系，均认为户外时间是儿童近视的保护因素。而本研究结果同样也发现学生户外时间越长，其近视发病率越低，与国内外的前期研究结果一致。近年来，不少学者试图解释户外时间对视力保护作用的机制，提出了光-多巴胺假说、维生素 D 的产生及户外视野和光照的作用这 3 种学说。在这 3 种学说中，光-多巴胺假说被认为是最可能的原因，多巴胺是参与视网膜各层神经元之间视觉信息传递的神经递质，而户外的高光照强度能激发视网膜多巴胺的分泌，产生信号，抑制眼轴增长，从而抑制近视发病率，此假说已通过动物实验获得了验证。此外，也有学者认为，户外高光照度促进人体维生素 D 的产生，维生素 D 可能直接作用于巩膜产生抗增殖作用从而延缓眼轴增长和屈光度改变。同时，相对于室内，研究认为户外环境视野更开阔，通过视远调节睫状肌的紧张状态，缓解眼部疲劳。并且，户外光照强度更高，可引起瞳孔收缩，景深增加，进而延缓近视的发生和发展。

而关于身体活动与近视的关系，目前的文献报道结果并不一致。本研究是第一项针对中国儿童青少年群体探索不同强度身体活动与视力关系的研究，研究结果显示中等强度身体活动能降低近视患病风险率，验证了身体活动对于中国儿童青少年近视的保护作用。有学者认为，身体活动预防近视的机制在于通过身体活动增加血流量从而扩张脉络膜，目前动物实验的结果发现血流量的增加和脉络膜增厚可以抑制眼轴的增长，从而趋向正视化。并且，有一些特定的体育活动如篮球、棒球、乒乓球等运动都涉及视远和视近的交替切换，使睫状肌交替完成收缩和放松，改善睫状肌调节功能，从而提高视功能。但不同强度身体活动对视力影响存在差异的生理机制目前尚不清楚，可能是中等或以上强度的身体活动才可引起足够的血流量扩张脉络膜，从而预防近视。至于本研究所发现的高等强度身体活动的影响缺乏显著性可能是由于学生参与高等强度身体活动时间过短（每日仅为 9 min），不足以实质性地起到保护视力的作用。总体来说，身体活动强度对近视的影响的内在机制还要进一步研究和探讨。

身体活动与户外时间在概念及内容特征上有交叉之处，某些身体活动场所在户外，如野外郊游、户外散步、户外游戏等；而户外时间除了静坐休息之外人们都在从事各种身体活动，由此，许多研究者质疑身体活动对儿童青少年视力的影响与户外因素有关，并认为户外活动不是强调"活动"的内容及方式，而是强调"户外"的积极意义。目前，少数国外相关研究对此进行了探讨，但未能得到一致的结论。Guggenbeim 等于 2012 年对 9 109 名 7 岁儿童进行了为期 8 年的队列研究发现，户外因素与身体活动对儿童近视的保护作用是独立的，而 Read 等于 2014 年对 112 名 10~15 岁儿童进行的横断面研究结果则显示，儿童近视与户外活动有关，但其关键要素在于户外的光照而非身体活动。本研究结果表明，身体活动与户外时间两者对中国儿童青少年近视的预防和保护作用是相互独立的，并不能彼此替代，即"活动"与"户外"对于降低儿童青少年近视风险可能同等重要。

本研究虽然对身体活动、户外时间与儿童青少年近视的相关性进行了探讨与梳理，但本研究的局限性在于这是一项横断面研究，横断面研究的特征决定了户外时间、身体活动与近视风险的关系并不稳定，后续应该通过严谨的干预实验设计（如进行户外活动与室内活动分组）来进行试验与论证身体活动、户外时间对近视的影响及两者的影响是否独立。

第八章 近距离行为与上海市儿童青少年近视的关系研究

第一节 | 研究背景

　　长期近距离行为是目前普遍接受的导致近视发生发展的环境因素。近距离行为在近视的相关研究中主要指用眼活动，通常指用眼距离≤50 cm的用眼活动，如阅读、写作、用电脑、看手机等。目前，我国相关研究均发现，近距离的行为包括阅读、做作业、用电脑近距离行为为我国6~18岁儿童青少年近视发病的风险因素。然而，不同的近距离行为特征有所差异，其观看的距离不同（乐器演奏中的视谱距离较看电脑手机的用眼距离远）、用眼频率不同（如读写的持续性用眼和弹奏乐器的间歇性用眼）、观看对象不同（如阅读的纸质书籍和看电脑的电脑屏幕），这些特征差异也给眼睛带来不同程度的刺激和压力，因此不同类型的近距离行为可能会对儿童青少年视力产生不同的影响。然而，目前的研究大多聚焦于某一种或两种近距离行为，鲜有文献报道在同一研究中对我国不同的近距离行为的影响进行比较。由此，本研究以上海市为例，针对3~9年级中小学生，选择了我国儿童青少年最常见的几种近距离行为（读写、看电脑、看手机、弹奏乐器、玩掌上游戏），并探讨这几种不同类型的活动对儿童青少年近视影响，从而了解哪些近距离行为是造成上海市儿童青少年近视的最大风险因素。并且，基于性别与学段是影响近距离行为及近视程度的两个重要因素，本研究也针对不同性别及学段（小学3~4年级，小初衔接5~6年级，初中7~9年级）学生的近视率、近距离行为及两者之间的关系进行比较，了解不同性别与学段学生近视的风险因素是否有所不同。本研究结果可以帮助厘清不同近距离行为与儿童青少年近视的关系，为学校、家长针对不同性别和学段的孩子调整其学习方式及生活方式提供依据，从而更有针对性地防控儿童青少年近视。

第二节 | 研究方法

一、测量与调查对象

本研究采用分层整群抽样的方法，首先从上海市 19 个区县中以市区和郊区为考虑因素分别在中心城区和郊区各抽取 3 个区（城区：黄浦区、杨浦区和虹口区；郊区：松江区、宝山区和闵行区），每个区随机抽取 1 所小学和 1 所初中，共抽取 12 所学校（6 所小学、6 所初中）。考虑到小学 1~2 年级学生认知能力有限，不能准确完成问卷调查，本研究在小学 3~5 年级和初中 6~9 年级中每个年级随机抽取 2 个班级作为调查与测试对象，共选取 72 个班级的 2 263 名学生。按照自愿参与的原则，研究组成员向被邀请参与研究学生的监护人发放知情同意书，并详细介绍研究的目的、过程、获益及可能带来的不便。最终由 2 247 名学生的监护人签署了自愿参加的同意书。其中，89 名被排除的学生有以下原因：①病理性眼疾，如先天性白内障、弱视、斜视、沙眼、青光眼等；②测试之前使用阿托品或 OK 镜对近视进行矫正和控制；③心、肺、肝、肾等重要脏器病史（如心脏病、高血压、肺结核、哮喘、肝炎、肾炎等）、身体发育异常（如侏儒、巨人症）、身体残缺、畸形等。2 158 名学生进行了视力测试及问卷调查，回收问卷 2 144 份，其中有效问卷 2 015 份，有效回收率为93.4%。其中，男生 2 018 人，女姓 987 人；3~4 年级学生 353 人，5~6 年级学生 642 人，7~9 年级学生 820 人。

二、视力测量

本研究使用标准对数视力表检测裸眼视力，视力检测数据主要来自上海市各中小学体质健康调查中的标准对数视力表检测结果。由检测组安排专人、专项检测。检测人员经严格培训、考核；现场质控符合要求。按先右后左顺序，检查裸眼视力。视力表与学生视线保持平视，学生距视力表 5.0 m，裸眼视力≥5.0 者为视力正常，至少一侧裸眼视力低于 5.0 者为视力不良。

三、基本信息与近距离行为调查

调查问卷由笔者与学校班主任组织学生填写。问卷分为两部分。第一部分为受访者的基本信息及混杂因素信息，包括年龄、性别、年级、父母是否近视、每天户外活动时间等。第二部分则为近距离行为问卷，本研究参照澳大利亚悉尼儿童眼病研究中（Sydney Myopia Study，SMS）的近距离行为量表，进行双人翻译、校正和回译。此子量表已广泛运用于相关研究中评价与测量儿童青少年的近距离行为。量表共测量了 8 项近距离行为包括看电视/DVD/VCD、玩电脑游戏、看电脑、看手机、写作业、阅读、玩掌上游戏机、乐器弹奏时间。笔者邀请学校班主任和部分学生家长，通过专题小组讨论的方法了解目前中小学常见的近距离行为的类型，并将翻译后的中文量表发给 6 位专家进行内容效度检验。综合专家的意见及上海市儿童青少年的近距离行为特征，对原版问卷中的近距离行为类型进行了调整。由于看电视属于中等距离行为而非近距离行为，笔者剔除了看电视时间，合并了玩电脑游戏与看电脑，增加了我国儿童青少年经常参与的书法与绘画活动。修订后的问卷中的近距离行为类型调整为看电脑（包括玩电脑游戏）、看手机、写作业、阅读、书法或绘画、演奏或练习乐器、玩掌上游戏机的时间。其中，读书、书写、画画由于其用眼距离、环境及对象相差无几，这 3 种活动合并为一种近距离行为类型"读写"。量表要求调查对象回忆过去一周内学习日（周一至周五）及周末（周六、周日）平均每天参与的这 7 项近距离行为时间。最后，通过公式［（学习日每日近距离时间×5+双休日每日近距离时间×2）/7］计算出过去 7 天平均每天读写、看电脑、看手机、玩掌上游戏机及乐器演奏时间。研究采用重测信度检验方法对问卷进行了信度检验，30 名 4 年级学生与 30 名 8 年级学生参与，问卷间隔 2 周后再次发放，两次问卷的每一种近距离行为时间维度一致性检验结果为 0.717~0.832。为评估各条目之间的一致性，将所有样本的问卷调查结果进行各个条目之间的内部一致性信度分析，其 Cronbach's a 系数为 0.752。重测一致性和内部一致性系数均大于 0.7，问卷的信效度可接受。

四、数据分析

运用 SPSS26.0 对数据进行统计与分析。运用卡方检验对不同性别（男生和女生）与学段（3~4 年级、5~6 年级、7~9 年级）的学生的近视率的差异进行分析，运用独立样本 t 检验与方差分析检验对于不同性别和学段的学生的近距离行为进行分析。由于遗传因素、户外活动等是我国儿童青少年的风险因素，在控制了父母是否近视、户外活动时间等混杂因素的前提下，运用多层二分类逻辑回归分析总体样本、不同性别与学段样本的近距离行为与儿童近视率的关系，计算相对 OR 及 95%CI。

第三节 | 研究结果

一、不同性别与学段的儿童青少年的近视率及近距离行为特征

表 8-1 所示，在 2 015 名学生中，1 243 名学生测试结果为不良视力，近视率为 61.7%，卡方检验结果显示男生近视率显著低于女生（57.7% 与 66.0%，$X^2 = 14.588$，$P < 0.001$）。而在不同的学段中，3~4、5~6、7~9 年级之间近视率有显著性差异（$X^2 = 32.940$，$P < 0.001$），随着学段上升，近视率不断增长（52.3% 与 62.5% 与 67.6%）。学生平均每天近距离总时间为（6.74±3.05）h，平均每天读写、看电脑、看手机、弹奏乐器及玩掌上游戏机的时间分别为（4.69±2.27）h、（0.30±0.62）h、（0.18±0.92）h、（0.14±0.58）h、（0.52±0.87）h。每天近距离行为的总时间无性别差异，然而，男生每天读写（4.52 h 与 4.87 h，$t = -3.415$，$P = 0.001$）与弹奏乐器的时长（0.47 h 与 0.57 h，$t = -2.670$，$P = 0.008$）显著少于女生，而其每天看电脑（0.36 h 与 0.23 h，$t = 4.808$，$P < 0.001$）和玩掌上游戏（0.20 h 与 0.08 h，$t = 5.707$，$P < 0.001$）的时间则显著长于女生。在不同学段之间，学生的近距离行为总时间（$F = 21.303$，$P < 0.001$）、读写时间（$F = 7.534$，$P < 0.001$）、看电脑（$F = 10.199$，$P < 0.001$）、看手机时间（$F = 84.038$，$P < 0.001$）均存在显著性学段差异。近距离行为总时间（5.95 h、6.25 h、6.98 h）、读写时间（4.38 h、4.76 h、4.85 h）、看电脑的时间（0.25 h、0.25 h、0.37 h）、看手机时间（0.57 h、0.63 h、1.12 h）均随着学段上升而不断增长。弹奏乐器及玩掌上游戏时间无显著性学段差异。

表 8-1　不同性别与学段的儿童青少年近视率和近距离行为

变量	总体 （n=2 015）	男生 （n=1 028）	女生 （n=987）	X^2（t）	3~4 年级 （n=553）	5~6 年级 （n=642）	7~9 年级 （n=820）	X^2（F）
近视率	61.7%	57.7%	66.0%	14.588**	52.3%	62.5%	67.6%	32.940**
近距离工作总时间（h）	6.74±3.05	6.36±3.28	6.58±2.09	−1.651	5.95±2.97	6.25±2.97	6.98±2.98	21.303**
读写时间（h）	4.69±2.27	4.52±2.39	4.87±2.13	−3.415**	4.38±2.32	4.76±2.21	4.85±2.27	7.534**
看电脑时间（h）	0.30±0.62	0.36±0.71	0.23±0.50	4.808**	0.25±0.52	0.25±0.60	0.37±0.68	10.199**
看手机时间（h）	0.81±0.92	0.80±0.95	0.83±0.89	−0.798	0.57±0.77	0.63±0.75	1.12±1.04	84.038**
玩掌上游戏时间（h）	0.14±0.58	0.20±0.58	0.08±0.40	5.707**	0.18±0.56	0.10±0.42	0.15±0.53	3.447
弹奏乐器时间（h）	0.52±0.87	0.47±0.91	0.57±0.82	−2.670**	0.59±0.91	0.51±0.84	0.49±0.87	2.142

　　*$P<0.05$，**$P<0.01$。

二、近距离行为与儿童青少年近视的关系

　　本研究运用多层二分类逻辑回归分析近距离行为与总体样本的近视风险的关系。模型 1 将人口学变量性别、学段及父母近视情况、学生户外活动等混杂因素作为自变量，将学生是否近视作为因变量（0=视力正常，1=近视），建立回归方程控制混杂因素与学生近视的关系。模型 2 将混杂因素与不同近距离行为时间作为自变量同时引入回归方程，探讨调整了混杂因素后各种近距离行为时间与近视的关系。逻辑回归结果显示，表 8-2 读写时间与儿童青少年的近视患病率显著性相关（OR=1.081，95%CI：1.034~1.129，P=0.001），OR 值大于 1，读写时间是上海市儿童青少年近视发生的风险因素，即儿童青少年的读写时间越长，其近视的风险越高。相反，乐器演奏的时长与儿童青少年近视患病也存在显著性相关（OR=0.739，95%CI：0.598~1.915，P=0.005），但 OR 值小于 1，演奏乐器的时长是上海市儿童青少年近视发生

的保护因素，即演奏与练习乐器时间越长，儿童青少年近视风险越低。而看电脑手机及玩掌上游戏机与儿童青少年近视无显著性相关。

表 8-2　近距离行为对儿童青少年总体样本近视率的影响

变量 父母近视程度	模型 1 OR 值 （95%CI）	P 值	模型 2 OR 值 （95%CI）	P 值
性别	1.395 （1.159~1.679）	0.000	1.337 （1.106~1.615）	0.003
学段				
3~4 年级	参考变量		参考变量	
5~6 年级	1.389 （1.095~1.762）	0.007	1.299 （1.022~1.652）	0.033
7~9 年级	1.742 （1.386~2.189）	0.000	1.553 （1.222~1.973）	0.000
父母近视情况				
父母双方正视	参考变量		参考变量	
父母一方近视	1.595 （1.288~1.975）	0.000	1.571 （1.267~1.949）	0.000
父母双方近视	2.161 （1.692~2.761）	0.000	2.158 （1.686~2.763）	0.000
学生户外活动时间（h）	0.890 （0.822~0.963）	0.004	0.884 （0.816~0.958）	0.003
读写时间（h）			1.081 （1.034~1.129）	0.001
乐器弹奏时间（h）			0.739 （0.598~1.915）	0.005
看电脑时间（h）			1.086 （0.908~1.299）	0.365
看手机时间（h）			1.104 （0.979~1.245）	0.108
掌上游戏时间（h）			0.984 （0.898~1.103）	0.091

注：模型 1，性别、学段、父母近视情况与学生户外活动时间混杂因素进入回归方程；模型 2，混杂因素与近距离行为进入回归方程

第四节 | 分析与讨论

根据总体样本的逻辑回归分析结果，在所有近距离行为中，读写时间是上海市 3~9 年级学生近视的风险因素，这与过往的国内外文献报道结果基本一致。学龄儿童青少年时期是阅读、做作业等最为繁重的时期，有学者认为长时间近距离阅读和书写可造成睫状肌持续收缩从而引起调节痉挛，使巩膜逐渐延伸、眼轴加长，进而导致近视发生或使近视度数增加。大量研究探讨了每天近距离读写的总时长与儿童青少年近视的关系，Czepita 等于 2010 年的调查显示读写时间大于每天 2 h 的学生更容易罹患近视，Yao 等发现，每天近距离读写 3 h 会增加我国儿童青少年近视率，Queck 等于 2004 年的研究则指出每周读写超过 20.5 h 与近视的发生呈正相关。本研究的调查结果发现，上海市儿童青少年每天读写时长超过了 4 h，即超过了以上研究中提出的儿童青少年近距离读写总时长的风险范围（2~3 h），因此成为上海市儿童青少年近视的最大危险因素也就不足为奇了。

本研究也探讨了乐器弹奏与儿童青少年近视的关系。为了提高孩子的整体素质及丰富其精神生活，越来越多的父母都会培养自己的孩子学习一门乐器。由于在乐器练习过程中存在大量的近距离视谱行为，学者们也将其归类为近距离行为。人们普遍认为，弹奏乐器是儿童青少年近视的潜在危险因素，但迄今还未有任何科学研究证据证明其相关性。然而，本研究的结果却与人们普遍的认知有所出入，结果显示弹奏和练习乐器不但不会损害视力，而且还是保护学生视力的因素，导致此研究结果原因可能有三方面：其一，相比于近距离阅读及屏幕行为，视谱的距离稍远，因此其对视力所造成的压力小于其他近距离用眼活动；其二，在弹奏和练习乐器的过程中的用眼活动大部分为间歇性用眼而非持续性用眼，即时而视谱时而演奏，而引起儿童青少年近视的主要原因是近距离的持续用眼引起的睫状肌紧张收缩，因此，其对于儿童青少年的负面影响有限；其三，乐器演奏能成为上海市儿童青少年近视的保护因素主要在于乐器演奏挤占了儿童青少年可能会从事的其他近距离活动的时间和机会。儿童青少年的课余时间固定且有限，学生除了完成正常的作业外，在课余时间里可能还要参加大量的课业辅导班或者可能会使用电脑、手机等屏幕行为，而选择常常练习或演奏乐器的学生则相应参与其他近距离活动的时间可能会缩短，从而降低其近视发生的概率。

本研究所探讨的其他 3 种近距离行为包括看电脑、看手机与玩掌上游戏机，其均属于屏幕行为，近年随着电子产品使用的日益低龄化，关于屏幕行为的社会关注度越来越高。看屏幕时间与儿童青少年近视的关系国内外研究结果并不一致，部分研究认为，看屏幕时间与儿童青少年近视显著相关，其认为电脑、游戏机、手机等屏幕上鲜艳的画面色彩和屏幕的闪烁都可能对眼睛产生不良刺激，使睫状体长时间痉挛从而造成视力下降。而另一部分研究则认为，两者之间并无相关关系。而本研究的结果显示看电脑、手机及玩掌上游戏机等 3 种屏幕行为与均上海市儿童青少年近视无显著性相关，并非上海市儿童青少年近视的主要成因。其主要原因可能在于上海市儿童青少年的看屏幕时间有限：一方面，学校与家庭对于电子产品使用的限制；另一方面，3~9 年级学生的学业压力和考试负担缩减了学生用于娱乐的看屏幕时间。本研究结果显示，上海市儿童青少年平均每天看电脑、手机及玩掌上游戏机的时间均值分别为 0.30 h、0.81 h 及 0.14 h，总计约为 1.25 h。而目前最新研究证据认为，每天 2 h 的看屏幕时间会损害儿童青少年视力，因此，看屏幕时间较短可能无法显示出其对儿童青少年视力的影响。虽然如此，随着学习、工作及生活方式的逐渐数字化，儿童青少年的看屏幕时间有不断增长的趋势，其对于儿童青少年视力的负面影响也将逐渐呈现，限制儿童青少年看屏幕时间从而降低近视率依然是我国相关部门需要密切关注的问题。

本研究对于不同类型的近距离行为与儿童青少年近视的关系进行了探讨与梳理，但局限性在于这是一项横断面研究，横断面研究的特征决定了近距离行为与近视风险的关系并不稳定，后续应该通过队列研究或严谨的干预实验研究来论证各类型近距离行为与近视概率存在的因果关系。另外，由于资源的限制本研究无法对参与的学生进行散瞳后计算机验光检查，部分因睫状肌调节过强造成的假性近视无法排除，从而使近视率可能略高于实际水平。而且本研究调查的资料数据不够详细，在后续的研究中可以更深入了解屏幕行为中不同屏幕大小及不同的乐器演奏（如钢琴与小提琴等）对儿童青少年视力影响的差异。

对儿童青少年近视防控及研究的启示与建议

儿童青少年近视已成为我国严重的公共卫生问题，为了有效对其进行防控，政府、学校、家庭应协同一致，共同推进相关防控政策的制定和实施。

第一节 | 对政府的建议

教育部应深化教育改革，全面实施素质教育，坚决将保障中小学生减负措施落实到位；进一步规范学校办学行为，强化政府的监督管理职能，严格管理好校外的培训机构。联合国家体育总局健全学校体育相关法律体系，修订《学校体育工作条例》，指导各地区加强学校体育教学工作，完善学校体育场地设施和体育与健康师资队伍建设，积极推进校园体育项目建设，以学生掌握健康知识和运动技能为基础，通过丰富多彩的体育课间活动和竞赛活动，使学生在体育锻炼中增强体质并培养积极健康的生活方式。

国家卫生健康委应充分发挥卫生健康、教育、体育等部门和社会组织的协同作用，科学指导儿童青少年近视防治和视力健康管理工作。全面加强全国儿童青少年视力健康及其相关危险因素监测、数据收集与信息化建设工作。加强基层眼科医师、眼保健医生、儿童保健医生培训，提高视力筛查、常见眼病诊治和急诊处置能力，并根据儿童青少年近视情况，选择科学合理的矫正方法。会同有关部门进一步规范儿童青少年的教材、教辅、考试试卷、作业本、报刊及其他印刷品、出版物的字体、纸张及学习用灯具等的管理工作，使之更利于保护视力。会同教育部门做好学校、幼托机构和校外培训机构的监管工作，按照国家有关标准对教学场所的采光和照明条件进行检查、监督和管理。

国家体育总局应会同相关部门加强对学校体育教学、课余训练、竞赛和学生体质健康监测的评估、指导和监督工作。增加适合儿童青少年户外活动和体育锻炼的场地设施，持续推动各类公共体育设施向儿童青少年开放。积极引导社会力量开展各类儿童青少年体育活动，如举办各类训练营活动和体育赛事等，吸引儿童青少年广泛参加体育运动。积极动员各级社会体育指导员为广大儿童青少年参与体育锻炼提供专业指导。

国家新闻出版署应实施网络游戏总量调控，控制新增网络游戏上网运营数量，探索符合国情的适龄提示制度，采取措施限制未成年人网络的使用时间。国家广播电视总局等部门应充分发挥广播电视、报刊、网络、新媒体等作用，利用公益广告等形式，多层次、多角度宣传推广近视防治知识。

第二节 | 对家庭的启示

家庭在儿童青少年近视防控中起到重要作用。家长应积极了解科学用眼护眼知识，不对孩子成长进行"揠苗助长"式培养，认真配合学校减轻孩子的学业负担。应根据孩子兴趣并结合实际需要慎重选择课外培训，避免造成孩子眼睛的过度使用，从而增加近视的风险。养成良好的用眼习惯可以让孩子受益终身，家长需要树立好的榜样作用。例如，与孩子共处时尽量减少使用电子产品，有意识地控制孩子特别是学龄前儿童使用电子产品，孩子使用网络或电子产品学习半小时左右应休息放松眼睛 10 min，孩子在完成家庭作业过程中也应安排眼保健操时间。监督并随时纠正孩子不良的读写姿势，提供良好的居家视觉环境，引导孩子不在走路时、吃饭时、卧床时、晃动的车厢内、光线暗弱或阳光直射等情况下看书或使用电子产品。

努力营造良好的家庭体育运动氛围，积极引导孩子进行户外活动或体育锻炼，家长可与孩子一起在户外阳光下度过更多时间，这样既增加了家长对孩子的陪伴时间，又增加了有效缓解睫状肌痉挛进而缓解眼部疲劳的户外光照时间。如果在气候恶劣等不适合进行户外活动的状况，参与室内的身体活动对近视防控也是很有必要的。充分保障孩子的睡眠和营养。良好充足的睡眠与眼球的代谢状况和全身的血液循环及机体的新陈代谢有着密不可分的关系，能使视疲劳得以恢复；机体缺乏某些微量元素也是造成近视的原因之一，平时应多食用鱼肉、蔬菜、豆制品等富含蛋白质、钙质、磷质和锌的食物，此外，补充维生素 A 和维生素 E 及深海鱼类食品也对近视有一定帮助。

家长应学着作为孩子的"贴身眼科医生"。从孩子上小学时开始，定期带孩子检查眼球与眼屈光发育状态，做到早预防早控制。关注家庭室内照明状况，注重培养孩子的良好用眼卫生习惯。随时关注孩子视力异常迹象，如孩子出现看不清黑板、看电视时凑近屏幕、经常揉眼睛等迹象时，应及时到眼科医疗机构检查并进行科学的近视矫治，另外还需要注意选择在正规的眼科医疗机构验光，避免因不正确的矫治方法导致孩子近视程度加重。

第三节 | 对学校的启示

各级各类学校是落实国家近视防控相关政策规定的重要部门，因此在儿童青少年近视防控工作中的作用至关重要。首先，学校应依据国家课程方案和课程标准组织安排教学活动，注重提高课堂教学效益，不得随意增减课时、改变难度和调整进度。其次，按规定科学布置作业，小学 1~2 年级不布置书面家庭作业，3~6 年级书面家庭作业完成时间不超过 60 min，初中不超过 90 min，高中阶段也要合理安排作业时间。再次，控制义务教育阶段校内统一考试次数，小学 1~2 年级每学期不超过 1 次，其他年级每学期不超过 2 次。

体育课是学生在学校学习运动技能、参与户外活动的重要途径，因此学校在防控学生近视上应按照课时的相关规定开齐开足体育课，从而充分保障学生的户外活动时间。学校还可开展丰富多彩的课余训练、竞赛活动，扩大校内、校际体育比赛覆盖面和参与度，组织冬夏令营等选拔性竞赛活动。组织好中小学生的大课间体育活动，吸引学生走出教室、走向操场。体育教师应积极发挥引导作用，将学生的运动兴趣和锻炼效果相结合，提高学生参与户外体育锻炼的积极性。学校还可通过多开设有效预防近视、受学生喜爱的运动项目来达到预防近视的效果，小球（如乒乓球、羽毛球等）运动的速度快，方向变化多，需要参与者的眼睛密切注视球类的运动轨迹并进行分析判断来做出正确动作，睫状肌放松与收缩不断交替进行，可促进眼球组织的血液供应和代谢，因此可有效改善睫状肌的功能，对假性近视的恢复也有一定的效果。

鼓励学校配置视力健康管理的网络化、数字化、智能化管理系统和器具，实现信息的实时监测与反馈。在卫生健康部门指导下，对视力异常的学生进行提醒并为其开具个人运动处方和保健处方，及时告知家长带学生到眼科医疗机构检查。学校可改善教学设施和条件，为学生提供符合用眼卫生要求的学习环境，严格按照建设标准落实教室、宿舍、图书馆（阅览室）等采光和照明要求，使用有利于视力健康的照明设备。认真执行眼保健操流程，中小学校要严格组织全体学生每天上下午各做 1 次眼保健操。学校教学和布置作业应不依赖电子产品，使用电子产品开展教学时长原则上不应超过教学总时长的 30%，原则上采用纸质作业。

学生应强化健康意识，主动学习掌握科学用眼护眼等健康知识，并向家长宣传。在读书、写字时应坚持"三个一"的原则，即在身体坐正的前提下，保持眼睛与书本距离为一尺（33.3 cm），胸前与桌子距离约一拳，握笔的手指与笔尖距离约为一寸（3.33 cm）。使用电子产品时，手机的观看距离应为 30 cm；电脑的观看距离应为 60 cm；电视的观看距离至少为 3 m。注意用眼卫生，看书、上课或写作业用眼 30~40 min 后，可休息 10 min、眺望远方或认真规范地做眼保健操，此外，多看绿色植物能让眼睛获取有益的光反射，缓解眼睛疲劳状态。

第四节 | 对医疗卫生机构的启示

以疾病预防控制部门作为近视防控公共卫生业务管理责任主体，利用公共卫生资源向儿童青少年提供近视预防保健、健康管理的基本公共卫生服务。以医政、医管部门为眼科临床医疗业务管理责任主体，加强眼科、眼视光人才培养，填补各级医疗机构眼科、眼视光医疗技术人才的不足，为广大青少年提供专业、规范的近视矫治服务。严格落实国家基本公共卫生服务中关于 0~6 岁儿童眼保健和视力检查工作要求，做到早监测、早发现、早预警、早干预。在检查的基础上，依托现有资源建立并及时更新儿童青少年视力健康电子档案，并随儿童青少年入学实时转移。在学校配合下，认真开展中小学生视力筛查，将眼部健康数据（包括屈光度、眼轴长度、屈光介质参数等）及时更新到视力健康电子档案中，筛查出视力异常或可疑眼病的学生，应为其提供个性化、针对性强的防控方案。对于儿童青少年高度近视或病理性近视患者，应充分告知疾病的危害，提醒其采取预防措施避免并发症的发生或降低危害。制订跟踪干预措施，检查和矫治情况及时记入儿童青少年视力健康电子档案。充分发挥中医药在儿童青少年近视防治中的作用，根据儿童的身体素质、生活环境及生活习惯，把"防患于未然，消病于未起"的中医"治未病"的理念及"辨证施膳"的科学方法应用于近视的防治工作中。针对人们缺乏近视防治知识、对近视危害健康严重性认识不足的问题，发挥健康管理、公共卫生、眼科、视光学、疾病防控、中医药相关领域专家的指导作用，主动进学校、进社区、进家庭，积极宣传推广预防儿童青少年近视的视力健康科普知识。积极开展近视防治相关研究，加强防治近视科研成果与技术的应用，眼科医生及专业人员和专业医疗机构还需要不断探索和研究预防儿童青少年近视的有效措施和治疗近视的新型方法，从而为近视防治工作提供更加科学有力的保障。

防控儿童青少年近视是一项系统工程，各相关部门都要关心、支持并积极参与到儿童青少年的视力保护工作中，在全社会营造"政府主导、部门协同、专家指导、科研支撑、学校参与、家庭支持"的良好氛围，让每个孩子都拥有一双明亮的眼睛和光明的未来！

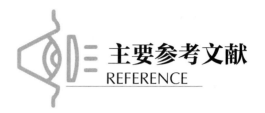

主要参考文献
REFERENCE

德力格尔, 乌云格日勒, 金寅淳. 2019. 内蒙古自治区蒙古族学生 1985—2014 年视力不良发展趋势[J]. 中国学校卫生, 40 (9): 1430-1433.

丁小燕. 2020. 南京市 3~6 岁入托幼儿营养状况与身体活动现状分析[J]. 现代预防医学, 47 (9): 1603-1606.

樊泽民, 刘立京, 张伟, 等. 2019. 教育部落实《综合防控儿童青少年近视实施方案》进展综述[J]. 中国学校卫生, 40 (10): 1449-1452.

方慧, 全明辉, 周傥, 等. 2018. 儿童体力活动变化趋势特征及其对体适能影响的追踪研究[J]. 体育科学, 38 (6): 44-52.

何春刚. 2018. 高校大学生体力活动与视屏时间交互作用对超重肥胖的影响[J]. 中国学校卫生, 39 (12): 1873-1876.

教育部, 国家卫生健康委员会, 国家体育总局, 等. 2018. 综合防控儿童青少年近视实施方案[J]. 中国学校卫生, 39 (9): 1279-1280.

劳雅琴, 张雨茗, 马庆华. 2019. 增加户外活动时间对学龄儿童近视发生发展的影响[J]. 中国妇幼保健, 34 (10): 2364-2366.

雷铭. 2016. 健康管理概论[M]. 北京: 旅游教育出版社.

李静一, 刘芙蓉, 周晓伟, 等. 2018. 学龄期儿童户外暴露对近视防控研究[J]. 中国学校卫生, 39 (8): 1227-1229.

李良, 徐建方, 路瑛丽, 等. 2019. 户外活动和体育锻炼防控儿童青少年近视的研究进展[J]. 中国体育科技, 55 (4): 3-13.

陆林, 王雪芹, 唐向东. 2016. 睡眠与睡眠障碍相关量表[M]. 北京: 人民卫生出版社.

马乐. 2018. 重视儿童青少年视频显示终端综合征的防控[J]. 中国学校卫生, 39 (7): 961-964.

马灵灵, 郑秀英, 马晶, 等. 2020. 综合干预对儿童青少年近视防控作用的研究[J]. 中国眼镜科技杂志 (09): 116-117.

梅颖, 唐志萍. 2020. 儿童近视防控——从入门到精通[M]. 北京: 人民卫生出版社.

瞿佳. 2018. 近视防控瞿佳 2018 观点[M]. 北京: 科学技术文献出版社.

任静, 冯蕾, 宫媛, 等. 2019. 学龄前儿童视屏行为及影响因素[J]. 济宁医学院学报, 42

（2）：101-104.

王炳南，王丽娟，陈如专，等.儿童青少年身体活动与近视的关系：系统综述和 Meta 分析［J］.中国体育科技：1-11［2020-09-24］.https://doi.org/10.16470/j.csst.2019160.

王炳南，王丽娟，陈如专，等.2020.儿童青少年睡眠与近视关系的研究进展［J］.中国学校卫生，41（2）：313-316.

王丽蒙，王向东，史慧静.2019.中小学生近视相关健康信念与户外活动的相关性研究.上海预防医学［J］.31（5）：344-348.

吴优，乔晓红.2018.持续睡眠时间不足对儿童健康影响的研究进展［J］.中国学校卫生，39（10）：1596-1600.

夏广志，杨静怡.2020.近视综合防控手册［M］.广州：广东科技出版社.

鲜金利，蔡正杰，李婷婷，等.2020.视屏时间及其导致的零食消费对儿童超重肥胖影响研究进展［J］.现代预防医学，47（13）：2368-2370，2380.

新宇.2020.近视的防控与治疗［M］.武汉：湖北科学技术出版社.

胥芹，王晶晶，段佳丽，等.2015.延长户外活动时间对小学生近视预防效果评价［J］.中国学校卫生，36（3）：363-365.

徐亮，万宇辉，刘婉，等.2017.中国 3 个城市中学生颈肩症状及影响因素调查［J］.中华预防医学杂志，51（9）：781-785.

徐小雨，曾霞，李秀红，等.2019.广州市小学生睡眠时长与心理行为问题的非线性关系［J］.中国学校卫生，40（12）：1784-1787.

许韶君，万宇辉，徐增辉，等.2016.体育锻炼、睡眠和家庭作业时间与中小学生疑似近视的关系［J］.中华流行病学杂志，37（2）：183-186.

许韶君，万宇辉，徐增辉，等.2016.体育锻炼、睡眠和家庭作业时间与中小学生疑似近视的关系［J］.中华流行病学杂志，37（2）：183-186.

杨德峰，吴凡，胡娱新，等.2016.持续近距离用眼对不同屈光状态眼的影响［J］.国际眼科杂志.16（6）：1124-1127.

杨倩，龚潇，林惠军，等.2018.成都市龙泉驿区高三学生近视的流行病学特征［J］.眼科学报，33（3）：154-160.

殷荣宾，孙雷，王国祥.2018.应用 ICF 理论研究体育活动对青少年近视的影响［J］.中国康复理论与实践，24（10）：1223-1227.

张云婷，马生霞，陈畅，等.2017.中国儿童青少年身体活动指南［J］.中国循证儿科杂志，12（6）：401-409.

赵堪兴，杨培增，姚克，等，2013.眼科学［M］.8 版.北京：人民卫生出版社.

赵淑华.2016.预防医学与基础［M］.武汉：华中科技大学出版社.

赵忠新.2016.睡眠医学［M］.北京：人民卫生出版社.

郑树锋，李国杰，杨亚妮，等.2019.角膜塑形镜矫治对近视儿童角膜形态及视觉质量的影响[J]. 西部医学 (5), 766-769.

朱寅秋, 汪雅荻, 严国锋, 等. 2017. 不完全睡眠剥夺对青春期 SD 大鼠生长发育的影响 [J]. 实验动物与比较医学, 37 (4)：295-299.

Benavente-Perez A, Nour A, Troilo D. 2019. Short interruptions of imposed hyperopic defocus earlier in treatment are more effective at preventing myopia development[J]. Scientific Report, 9 (1)：114459.

Boeke C E, Storfer-Isser A, Redline S, et al. 2014. Childhood sleep duration and quality in relation to leptin concentration in two cohort studies[J]. Sleep, 37 (3)：613-620.

French A N, Morgan I G, Mitchell P, et al. 2013. Patterns of myopigenic activities with age, gender and ethnicity in Sydney schoolchildren[J]. Ophthalmic and Physiological Optics, 33 (3)：318-328

Gong Q H, Li S X, Li H, et al. 2018. Insufficient sleep duration and overweight/obesity among adolescents in a Chinese population[J]. Int J Environ Res Public Health, 15 (5)：997.

Guo Y, Liu L J, Tang P, et al. 2017. Outdoor activity and myopia progression in 4-year follow-up of Chinese primary school children：the beijing children eye study[J]. PLoS One, 12 (4)：e0175921.

Harrington S C, Stack J, O'Dwyer V. 2019. Risk factors associated with myopia in schoolchildren in Ireland[J]. British Journal of Ophthalmology, 103 (11)：1803-1809.

Hinterlong J E, Holton V L, Chiang C C, et al. 2019. Association of multimedia teaching with myopia：a national study of schoolchildren[J]. Journal of Advanced Nursing, 75 (12)：3643-3653.

Hirshkowitz M, Whiton K, Albert SM, et al. 2015. National Sleep Foundation's sleep time duration recommendations：methodology and results summary[J]. Sleep Health, 1 (1)：40-43.

Horne C M, Norbury R. 2018. Late chronotype is associated with enhanced amygdala reactivity and reduced fronto-limbic functional connectivity to fearful versus happy facial expressions [J]. Neuroimage, 171：355-363.

Hua W J, Jin J X, Wu X Y, et al. 2015. Elevated light levels in schools have a protective effect on myopia[J]. Ophthalmic and physiological optics：the journal of the British College of Ophthalmic Opticians, 35 (3)：252-262.

Huang H M, Chang D S T, Wu P C. 2015. The association between near work activities and myopia in children—a systematic review and meta-analysis [J]. PLoS One, 10 (10)：e0140419.

Hughes R P J, Read S A, Collins M J, et al. 2020. Changes in ocular biometry during short-term accommodation in children[J]. Ophthalmic and Physiological Optics, 40 (5)：584-594.

Hyuna K, Seo, Seok J, et al. 2020. Factors associated with myopia in Korean children: Korea national health and nutrition examination survey 2016-2017 (KNHANES Ⅶ) [J]. BMC Ophthalmology, 20 (1): 1-7.

Jee D, Morgan I G, Kim E C. 2016. Inverse relationship between sleep duration and myopia [J]. Acta Ophthalmology, 94 (3): e204-210.

Ku P W, Steptoe A, Lai Y J, et al. 2018. The associations between near visual activity and incident myopia in children: a nationwide 4-year follow-up study [J]. Ophthalmology, 126 (2): 214-220.

Lin Z, Gao T Y, Vasudevan B, et al. 2017. Near work, outdoor activity, and myopia in children in rural China: the Handan offspring myopia study. [J] BMC Ophthalmology, 17 (1): 203.

Lin Z, Vasudevan B, Mao G Y, et al. 2016. The influence of near work on myopic refractive change in urban students in Beijing: a three-year follow-up report [J]. Graefe's Archive for Clinical and Experimental Ophthalmology, 254 (11): 2247-2255.

Liu S X, Ye S, Wang Q F, et al. 2018. Breastfeeding and myopia: a cross-sectional study of children aged 6-12 years in Tianjin, China [J]. Scientific Reports, 8 (1): 10025.

Liu S, Ye S, Xi W, et al. 2019. Electronic devices and myopic refraction among children aged 6-14 years in urban areas of Tianjin, China [J]. Ophthalmic and Physiological Optics, 39 (4), 282-293.

Lundberg K, Thykjaer A S, Hansen R S, et al. 2018. Physical activity and myopia in Danish children — The CHAMPS eye study [J]. Acta Ophthalmologica, 96 (2): 134-141.

Lyu Y Y, Zhang H, Gong Y Q, et al. 2015. Prevalence of and factors associated with myopia in primary school students in the Chaoyang district of Beijing, China [J]. Japanese Journal of Ophthalmology, 59 (6): 421-429.

Muhamedagic L, Alajbegovic H J, Muhamedagic B, et al. 2013. Relationship between physical activity and myopia progression in student population [J]. Medicinski Glasnik, 10 (2): 385-390.

Mutti D O, Mitchell G L, Moeschberger M L, et al. 2002. Parental myopia, near work, school achievement, and children's refractive error [J]. Investigative Ophthalmology and Visual Science, 43 (12): 3633-3640.

Öner V, Bulut A, Oruc Y, et al. 2016. Influence of indoor and outdoor activities on progression of myopia during puberty [J]. International Ophthalmology, 36 (1): 121-125.

Pan C W, Liu J H, Wu R K, et al. 2019. Disordered sleep and myopia among adolescents: a propensity score matching analysis [J]. Ophthalmic Epidemiology, 26 (3): 155-160.

Qi L S, Yao L, Wang X F, et al. 2019. Risk factors for incident myopia among teenaged students of the experimental class of the air force in China [J]. Journal of Ophthalmology, 2019: 3096152.

Sanchezs T H, Villanueva G A, Gordon B C, et al. 2019. The effect of light and outdoor activity in natural lighting on the progression of myopia in children [J]. Journal Francais d'Ophtalmologie, 42 (1): 2−10.

Saxena R, Vashist P, Tandon R, et al. 2015. Prevalence of myopia and its risk factors in urban school children in Delhi: the north India myopia study (NIM study) [J]. PLoS One, 10 (2): e117349.

Simpson C L, Wojciechowski R, Oexle K, et al. 2014. Genome-wide meta-analysis of myopia and hyperopia provides evidence for replication of 11 Loci [J]. PloS one, 9 (9): e107110.

Singh N K, James R M, Yadav A, et al. 2019. Prevalence of myopia and associated risk factors in schoolchildren in north India [J]. Optometry and Vision Science, 96 (3): 200−205.

Suhr T A, Lundberg K, Grauslund J. 2017. Physical activity in relation to development and progression of myopia — a systematic review [J]. Acta Ophthalmologica, 95 (7): 651−659.

Sun J T, An M, Yan X B, et al. 2018. Prevalence and related factors for myopia in school-aged children in Qingdao [J]. Journal of Ophthalmology, 2018: 9781987.

Thykjera A S, Lundberg K, Grauslund J, 2017. Physical activity in relation to development and progression of myopia — a systematic review [J]. Acta Ophthalmologica, 95 (7): 651−659.

Tideman J W L, Polling J R, Jaddoe V W V, et al. 2019. Environmental risk factors can reduce axial length elongation and myopia incidence in 6-to 9-year-old children [J]. Ophthalmology, 126 (1): 127−136.

Tsai D C, Fang S Y, Huang N, et al. 2016. Myopia development among young schoolchildren: the myopia investigation study in Taipei [J]. Investigative Ophthalmology and Visual Sciences, 57 (15): 6852−6860.

Wang J, Adab P, Liu W J, et al. 2017. Prevalence of adiposity and its association with sleep duration, quality, and timing among 9−12−year-old children in Guangzhou, China [J]. Journal of Epidemiology, 27 (11): 531−537.

Williams R, Bakshi S, Ostrin E J, et al. 2019. Continuous objective assessment of near work [J]. Scientific Reports, 9 (1): 6901.

Wu P C, Chen C, Lin K, et al. 2018. Myopia prevention and outdoor light intensity in a school-based cluster randomized trial [J]. Ophthalmology, 125 (8): 1239−1250.

Wu X Y, Gao G P, Jin J X, et al. 2016. Housing type and myopia: the mediating role of parental myopia [J]. BMC Ophthalmology, 16 (151).

Xiong S Y, Sankaridurg P, Naduvilath T, et al. 2017. Time spent in outdoor activities in relation to myopia prevention and control: a meta-analysis and systematic review[J]. Acta Ophthalmologica, 95 (6): 551-566.

Yao L, Qi L S, Wang X, et al. 2019. Refractive change and incidence of myopia among a group of highly selected senior high school students in China: a prospective study in an aviation cadet prerecruitment class [J]. Investigative Ophthalmology and Visual Science, 60 (5): 1344-1352.

You X F, Wang L, Tan H, et al. 2016. Near work related behaviors associated with myopic shifts among primary schoolsStudents in the Jiading district of Shanghai: a school-based one-year cohort study[J]. PLoS One, 11 (5): e0154671.

Zhou S, Yang L H, Lu B L, et al. 2017. Association between parents' attitudes and behaviors toward children's visual care and myopia risk in school-aged children [J]. Medicine, 96 (52): e9270.

Zhou Z Q, Morgan I G, Chen Q Y, et al. 2015. Disordered sleep and myopia risk among Chinese children[J]. PLOS ONE, 10 (3): e01217963.